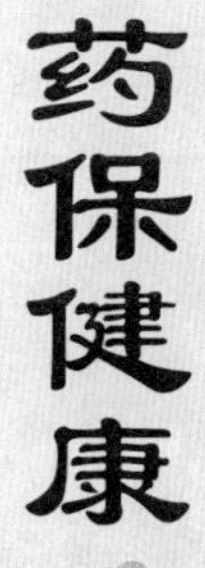

活用中药保健康

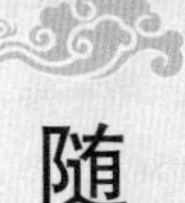

随身查

宋敬东 编著

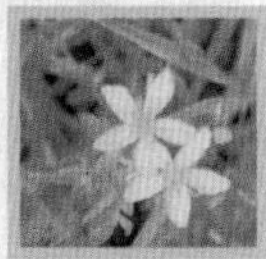

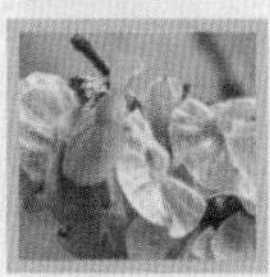

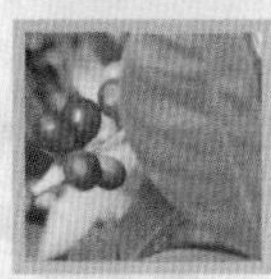

天津出版传媒集团
天津科学技术出版社

图书在版编目（CIP）数据

活用中药保健康随身查 / 宋敬东编著．一天津：天津科学技术出版社，2014.1（2024.4 重印）

ISBN 978-7-5308-8720-2

Ⅰ．①活… Ⅱ．①宋… Ⅲ．①中药学－基本知识 Ⅳ．① R28

中国版本图书馆 CIP 数据核字（2014）第 007766 号

活用中药保健康随身查

HUOYONG ZHONGYAO BAOJIANKANG SUISHENCHA

策划编辑：杨　譞

责任编辑：孟祥刚

责任印制：兰　毅

出　　版：天津出版传媒集团 / 天津科学技术出版社

地　　址：天津市西康路 35 号

邮　　编：300051

电　　话：（022）23332490

网　　址：www.tjkjcbs.com.cn

发　　行：新华书店经销

印　　刷：鑫海达（天津）印务有限公司

开本 880×1230　1/64　印张 5　字数 150 000

2024 年 4 月第 1 版第 2 次印刷

定价：58.00 元

中药的使用在我国已有7000年历史，中国人靠它治病养生，也靠它延年益寿。《神农本草经》将中药药材分为上、中、下三品，称："上药养命，中药养性；下药治病。"

随着现代临床医学的发展，中药的种种效用越来越多地被证实，人们对于中药的认识和关注度也在大大提高。因其安全、健康、使用简便等优点，中药已成为一种受大众欢迎的治疗药材，并逐渐深入普通百姓的日常生活，除了被用于对症治病，还常被用到餐桌上，煲汤、煮粥、泡茶、泡酒……用对中药，对于增强体质、提高免疫力、改善亚健康、防治疾病和养生保健都有良好的功效。

本书贴近百姓生活，介绍了近200种常见常用中药的功效、用法、注意事项，这些中药均为普通老百姓平时就医、保健时较常见，都可以在药店买到，比如黄芪、党参、甘草、何首乌

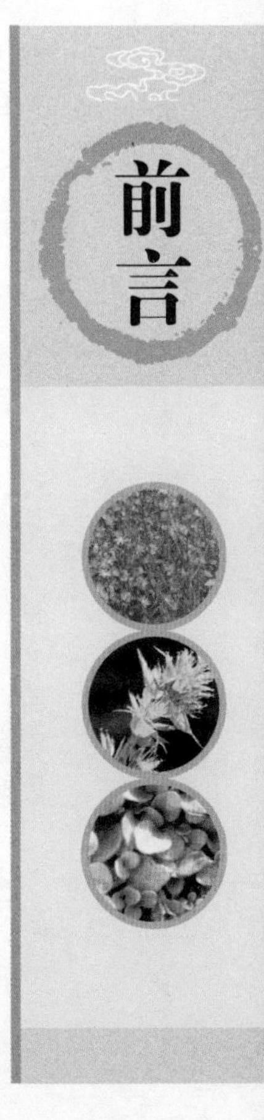

和麦冬等；有的本身既是中药，也是一种食物或调味品，在菜市场就可买到，在人们日常饮食中也很常见，例如大枣、枸杞、肉桂、花椒、山楂、莲子、木瓜等。书中将这些常见中药分门别类，从补虚药、解表药、清热药到安神药及泻下药等18类，便于普通读者掌握各类中药的功效和特点。此外，精选了数百剂古往今来的经典验方、日常保健药膳方，科学实用，疗效显著，简单易行，帮助读者学会居家使用中药来治病保健。

小中药，大功效。只需辨证选用，各种小痛小病，便可轻松应对。甚至对一些慢性病和疑难杂症，中药有时也有着西医都意想不到的疗效。活学活用中药，为自身和家人的身体健康保驾护航。

目录

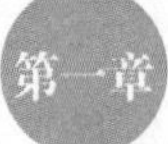

第一章 学点儿中药基础知识

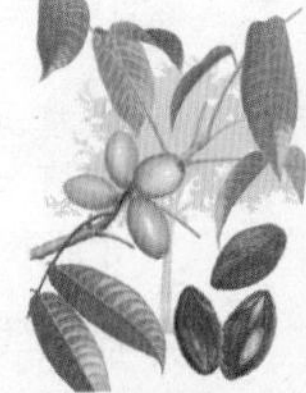

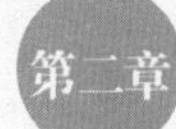

第二章 补虚常用药

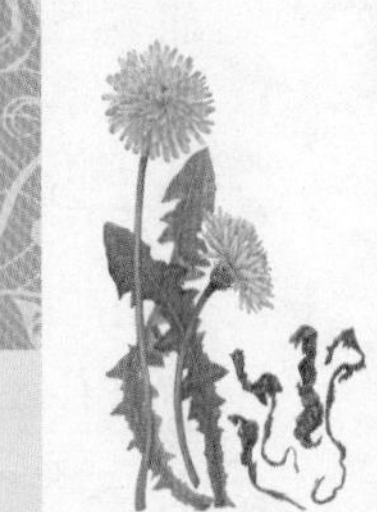

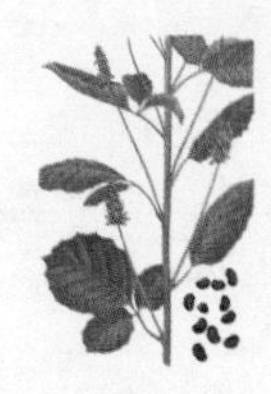

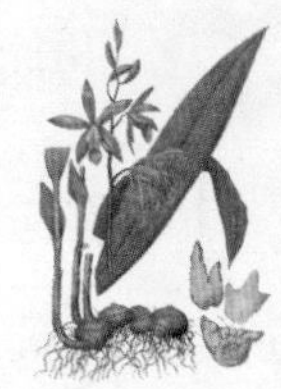

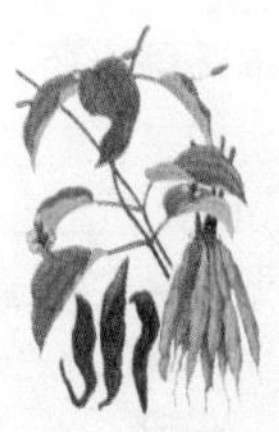

第三章 解表常用药

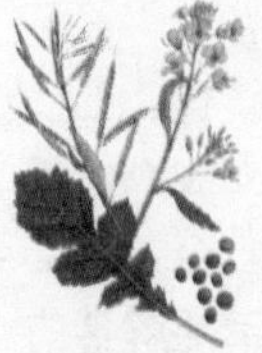

第四章 清热常用药

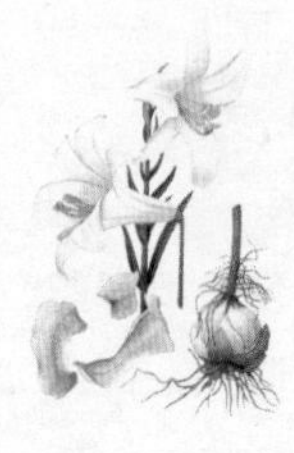

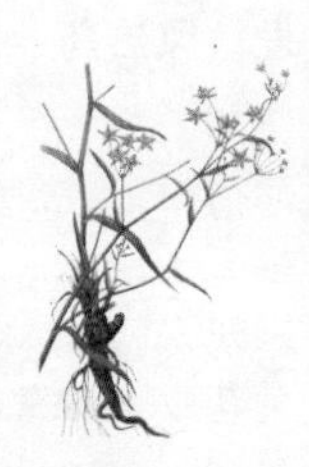

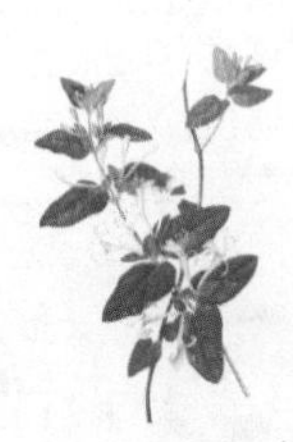

第五章 温里常用药

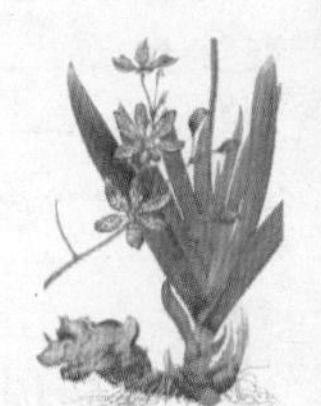

第六章 理气常用药

第七章 消食常用药

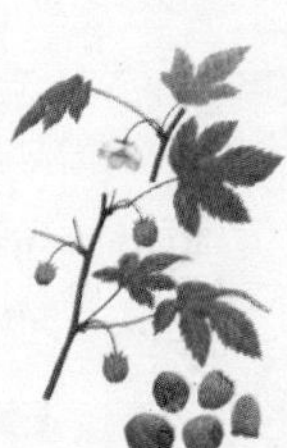

第八章 收涩常用药

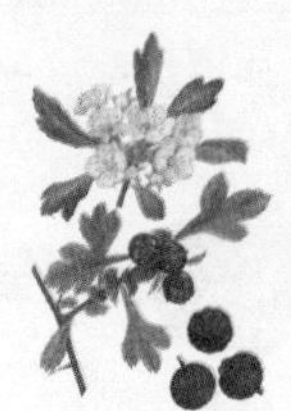

第九章 祛风湿常用药

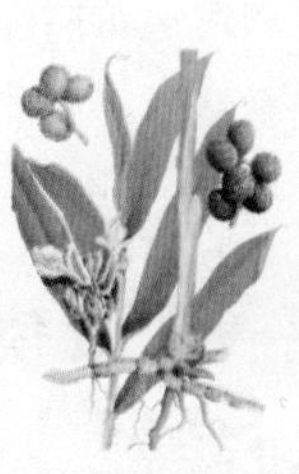

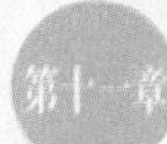

第十章 芳香化湿常用药

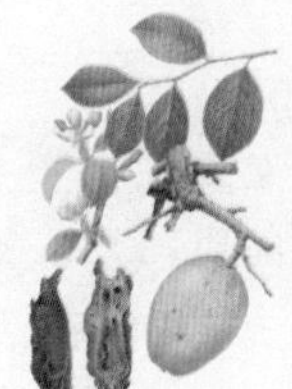

第十一章 利水渗湿常用药

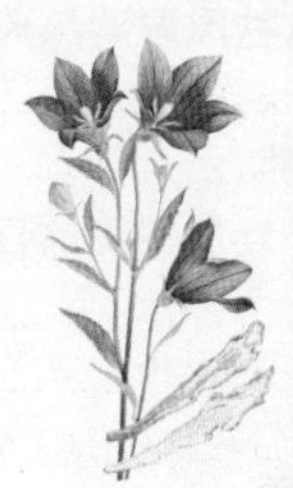

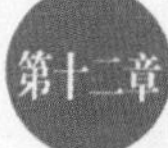

第十二章 化痰止咳平喘常用药

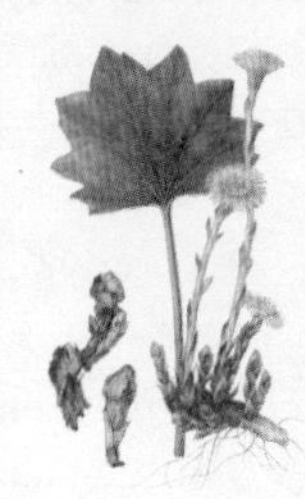

第十三章 安神常用药

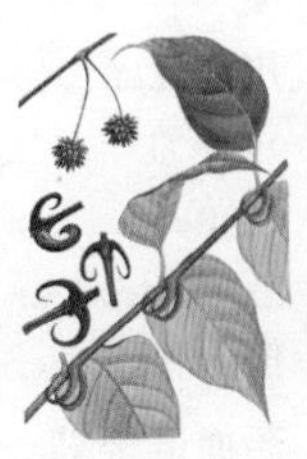

第十四章 平肝熄风常用药

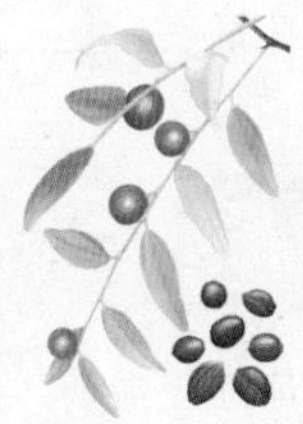

第十五章 活血祛瘀常用药

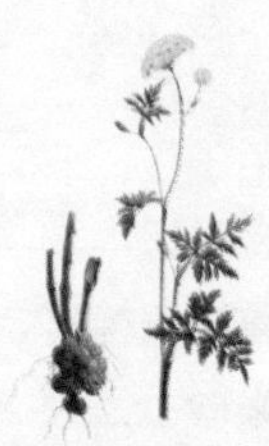

第十六章 止血常用药

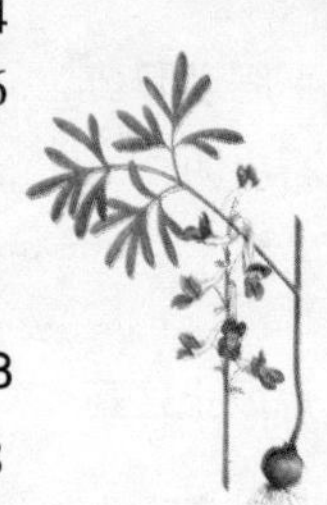

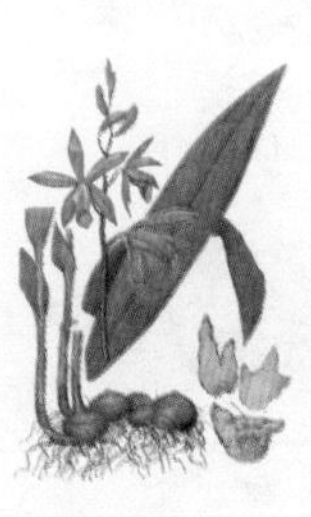

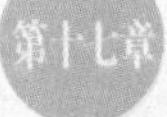

第十七章 泻下常用药

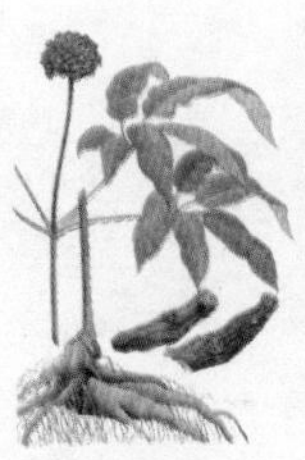

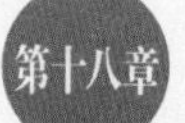

驱虫常用药

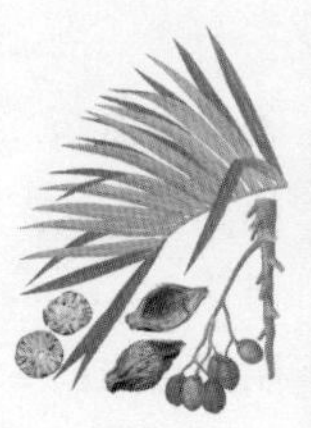

芳香开窍常用药

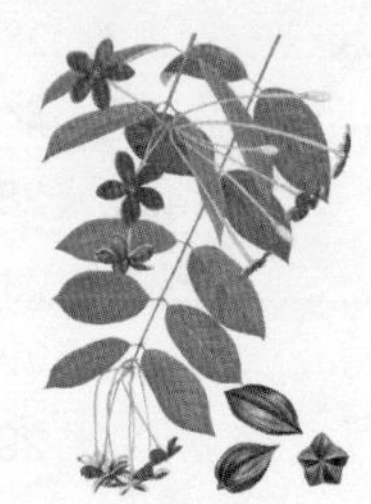

第一章 学点儿中药基础知识

每一种中药都有它的性味归经、药理功效、配伍禁忌，只要用对用好，小小中药就能发挥养生治病的大功效。

中药的起源

史学考证表明，猿人和早期的人类最早用以充饥的食物是植物，当然也最早发现了植物药。渔猎生产使人类逐渐了解到动物药的医疗作用。原始社会后期，采矿和冶炼的兴起，又相继发现了矿物药。后来，我们的祖先还将有毒植物用于狩猎，并从野果与谷物的自然发酵现象中，懂得了酿酒。酒具有祛寒邪，通血脉，行药势，消毒和助溶等多方面的医疗作用，故古人将其誉为“百药之长”。这些都对日后的医药发展产生了深远影响。

早期的药物知识，经历了漫长的由零星分散而逐渐集中和系统积累的过程。进入奴隶社会后，随着文字的出现和使用，药物知识也由口耳相传到书面记载，其传播速度得以大大加快。在殷商青铜器上的钟鼎文中，已经出现了“药”字，说明至迟到商朝，中国人已经有了“药”的概念。《周礼》称西周的医师“聚毒药以共医事”，并以“五味、五谷、五药养其病”，可谓日后药物分类及五味理论的先声。这些药学知识，为本草专著的产生，奠定了基础。

四气

四气又称四性，指药物的寒、热、温、凉四种药性。另有一类药物，药性为平，是指既不偏于寒凉，也不偏于温热。但是，绝对的“平”并不存在，故仍归于四气范围内。四性是根据药物作用于机体所产生的反应得出的，与病症的寒热性质相对。以阴阳来分，寒凉属阴，温热属阳。一般而言，能够减轻或消除热证的药物多属寒凉性质。寒、凉其性相同、程度不等。凉者甚之为寒，寒者渐之为凉。同理，能够减轻或治疗寒证的药物多属温热性质，温者渐之，热者甚之。

寒性的药物大多具有清热泻火、解毒、凉血、养阴等作用，而凉性的药物以疏散表邪、平肝、凉肝、安神为主；温热的药物大多具有温里散寒、补火助阳、温经通络、回阳救逆、补气、行气活血、祛风解表、化湿、开窍等作用。

在《素问》“寒者热之，热者寒之”和《神农本草经》“疗寒以热药，疗热以寒药”的理论指导下，一般情况为阳热证用寒凉药、阴寒证用温热药。在临证时首先要根据寒热的程度选择不同药性的药物；若寒热错杂，则当寒热并用；若真寒假热或真热假寒，仍依据“寒者热之，热者寒之”用药，必要时加药性相反的药物反佐或兼以治标。

五味

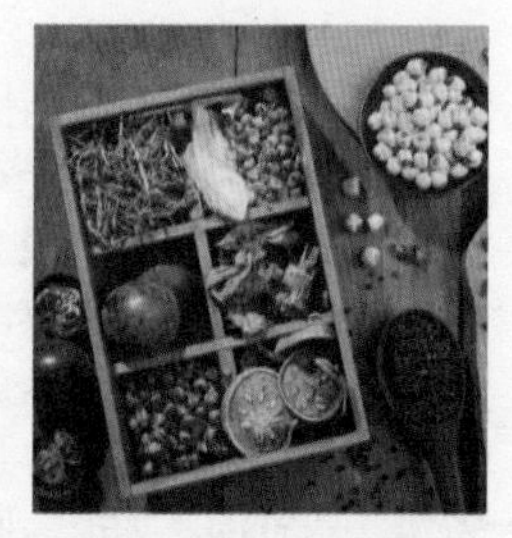

五味是指药物的酸、苦、辛、甘、咸五种不同的味道。五味是由味觉器官直接辨别出来的，或是在医疗实践中，认识到药物的味和药理作用有近乎规律性的联系，从而加以分析归纳，上升为理论而得出的。因此，五味不仅表明药物的实际味道，而且从另一角度来表明药物的性能。五味的具体作用如下：

辛：能散、能行，具有发散、行气、活血、开窍、温化等作用。一般治疗表证的药物（例如麻黄、薄荷等）和行气活血的药物（例如红花、木香等）都有辛味。一些芳香药有时也标上“辛”，即具辛香之气，其除有能散、能行的特点之外，还有芳香辟秽、化浊开窍等作用。

甘：能补、能缓、能和，有补虚、缓急止痛、缓和药性或调和药味等作用。所以，补虚药（包括补气、补阳、补血、补阴、健脾、生津、润燥等）及具有缓急止痛，缓和毒烈药性，并可调和药味的甘草、蜂蜜等药（实际上这些药物都是补虚之药）都标以甘味。此外，对于消食和中的麦芽、山楂等药，以及缓

和肝风内动而筋脉挛急的熄风止痉药，如天麻、钩藤、蝉蜕等，也常标以甘味。

酸（涩）：能收、能涩，具有收敛、固涩的作用。酸涩虽不同味，但收敛固涩功效相同。收敛是指在固护正气时防止津、精、气、血、二便外泄过度，能治疗正气不固、滑脱不禁等多种病症，如酸味的五味子、乌梅等有敛肺止咳、涩肠止泻的作用。固涩与收敛相似，如涩味的龙骨、赤石脂具有涩精、涩肠、止带的作用。酸味另有生津、酸甘化阴的作用，用于治疗阴虚津亏病症。

苦：能泄、能燥。泄指下行的趋势，有通泄、清泄、降泄的不同：通泄大肠，能治疗热结便秘，如大黄泻下攻积；清泄火热，能治疗火热炽盛，如栀子清泄三焦；降泄肺气，能治疗咳喘，如杏仁止咳平喘。燥指燥湿，能治疗湿证，有苦温燥寒湿、苦寒燥湿热两种，苦而性温的药物如苍术、厚朴治寒湿证；苦而性寒的药物如黄芩、黄连治湿热证。《内经》另有“苦能坚”的提法，苦能坚阴，当以“泻火存阴”之理解释，苦味坚阴实则与其清泄作用直接相关。

咸：能下、能软，有泻下通便、软坚散结的作用。多用于瘰疬、瘿瘤、痰核、癥瘕等病症。例如昆布、海藻消散瘰疬，芒硝泻下通便，鳖甲软坚消症等。

另外，还有“淡”。淡能渗、能利，有渗湿利水的作用。多用治水肿、小便不利等证，例如茯苓、猪苓、通草、薏苡仁等。一般淡附于甘，故仍称五味。

归经

归经是指某种药物对某些脏腑经络的病变能起主要治疗作用。如麻黄发汗平喘，能治咳嗽气喘的肺经病，故归入肺经；芒硝泻下软坚，能治燥结便秘的大肠经病，故归入大肠经；天麻祛风止痉，可治手足抽搐的肝经病，故归入肝经。

由于多数的药物具有多种功效，能治疗几个脏腑经络的病变，因此一种药物可以归数经，说明其治疗范围较大。如杏仁既能止咳平喘，治疗肺经咳嗽气喘；又能润肠通便，治疗大肠便秘，这样杏仁就归肺与大肠两经。由此可见，归经是药物的作用与脏腑经络结合起来的一种用药规律。

归经显示了药物的选择性。某些药物的气味虽然相同，其治疗作用也可有其重点。如同为苦寒的龙胆草、黄芩、黄连，泻肝火取龙胆草，泻肺火取黄芩，泻心火取黄连，这都是药物归经不同所决定的。

依据脏腑经络学说，一般把药物分别归入肝、胆、心、小肠、脾、胃、肺、大肠、肾、膀胱、三焦、心包十二经。

升降浮沉

升降浮沉是指药物在体内发生作用的趋向，基本可概括为“升浮”和“沉降”两个方面。一般的规律是，升浮药的作用趋向为向上、向外，具发表、散寒、升阳、催吐等功效，能治疗病位在表（如外感发热）、在上（如呕吐），病势下陷（如脱肛、内脏下垂）的病症；沉降药的作用趋向为向下、向里，具有潜阳、平逆、收敛、渗利、泻下等功效。能治疗病位在里（如热结便秘）、病势上逆（如肝阳上亢的眩晕）的病症。

有少数药物的作用趋向表现为“双向性”，即既能升浮，又可沉降，如麻黄既能发汗解表，亦可平喘利尿。

升降浮沉与药物的四气五味有密切关系。大凡气温热、味辛甘的药物，大多能升浮，如桂枝、紫苏、黄芪之类；气寒凉、味苦酸咸的药物，大多能沉降，如芒硝、大黄、黄柏等。

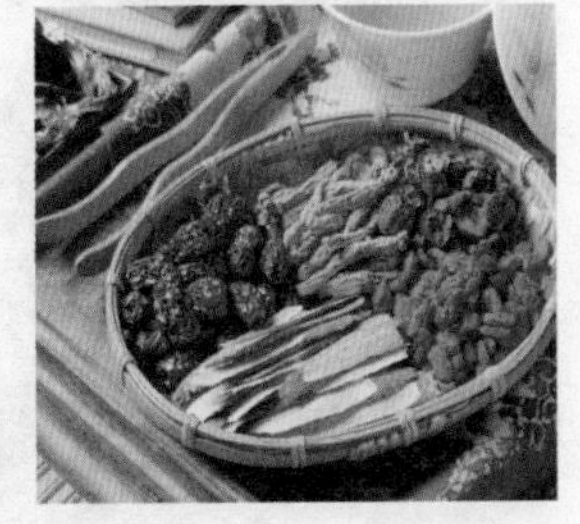

此外，升降浮沉与药物的质地轻重以及炮制、配伍亦有密切关系。凡花叶及质轻的药物大多能升浮，如辛夷花、桑叶、菊

花、升麻等；种子、果实、矿物、介壳等质重的药物大多能沉降，如苏子、枳实、磁石、鳖甲等。亦有少数例外，如“诸花皆升，旋覆独降”“诸子皆降，蔓荆独升”等。

炮制和配伍也是影响药物升降浮沉的主要因素。炮制时液体辅料的添加可以影响到药物原有的升降浮沉性质，如酒炒（炙）则升、姜汁炒则散、醋炒则收敛、盐水炒则下行。在配伍用药时，配伍药物的升降浮沉性质，遵循少数服从多数的原则，性属升浮的药物与较多主沉降的药物相配伍时，以用量大、药味多的药性为主，少数药物的升浮之性可以受到一定的制约；反之，性属沉降的药物与较多主升浮的药物相配伍时，其沉降之性也可能被抑制。故李时珍说：“升降在物，亦在人也。”掌握有关影响因素可以更好地了解药物的作用，为临床选药、炮制和配伍用药提供依据。

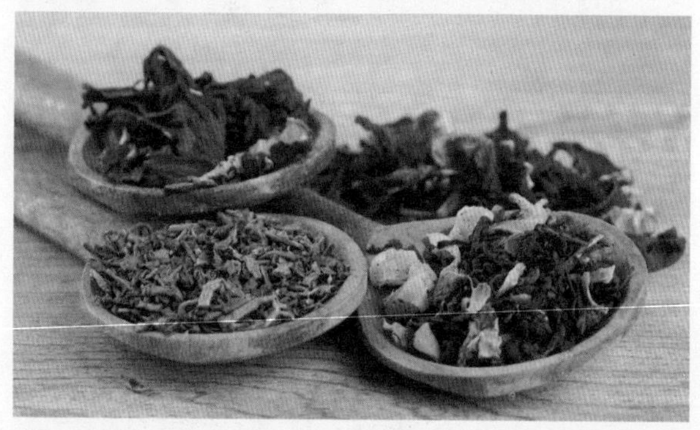

中药的配伍

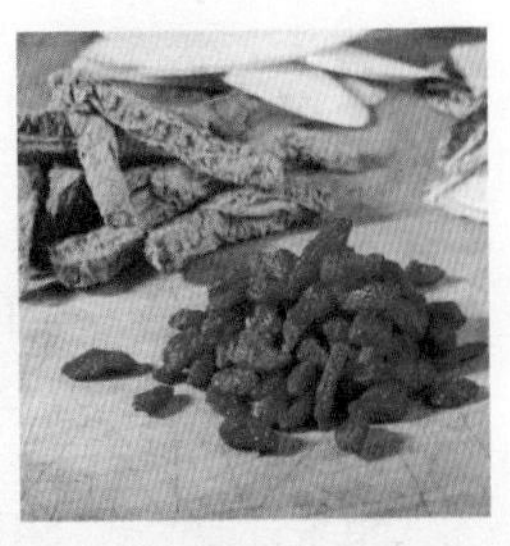

中药的相互作用是通过药物配伍实现的。中药的配伍，就是有选择地将2种或2种以上的药物配合应用。药物的配伍应用是中医用药的主要形式，方剂则是药物配伍应用的较高形式。中药配伍有“相宜”“禁忌”的不同。除了单行（指单用1味药，亦即1种药独自发挥治疗作用，例如独参汤只用人参1味）之外，中药的相互作用包括相须、相使、相畏、相杀、相恶、相反6种情况。

相须：即性能功效相类似的药物配合使用，互相协同，能明显提高原有疗效。如人参配黄芪，增加补气作用；麻黄配桂枝，增加发汗解表功效；金银花配连翘，明显增强清热解毒的治疗效果等。

相使：即在性能功效方面有某种共性的药物配合应用，而以一味药为主，另一味药为辅，辅药能提高主药的疗效。如清热燥湿药黄芩与攻下药大黄，都能清热泻火止血，二药配合治疗肺热衄血时，以黄芩为主，大黄能提高黄芩清肺止血的治疗效应；补气药黄

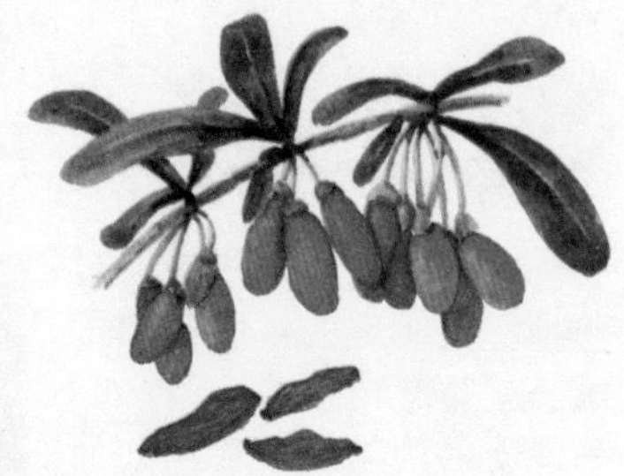

芪与利水渗湿药茯苓，都能益气健脾利水，二药配合治疗气虚水肿时，以黄芪为主，茯苓能提高黄芪补气利水的治疗效应。

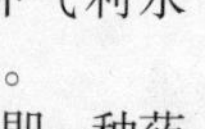

相畏：即一种药物的毒性反应或副作用，能被另一种药物减轻或消除。例如，生姜能减轻或消除生半夏、生天南星的毒性或副作用，所以说生半夏、生天南星“畏”生姜。

相杀：即两药合用，一种药物能减轻或消除另一种药物的毒性或副作用。如生姜与生半夏或与生南星合用时，能使生半夏、生南星的毒性、副作用减轻或消除。所以说生姜杀生半夏、生南星毒。由此可知，相畏、相杀实际上是一种配伍关系的两个方面。

相恶：即一味药的某种或某几种治疗效应会被另一味药削弱或消除。如生姜能温肺、温胃，黄芩能清肺、清胃，二药合用于肺寒证或胃寒证，则生姜的温肺或温胃的治疗效应会被黄芩削弱，即生姜恶黄芩；如二药合用于肺热证或胃热证，则黄芩的清肺或清胃的治疗效应会被生姜削弱，即黄芩恶生姜。

相反：即2种药物合用，能产生或增强毒副作用，属配伍禁忌。例如传统认为的“十八反”“十九畏”中的若干药物。

炮制

炮制是泛指药物的各种加工处理。中药材大多为生药，其中不少药材必须经过特定的炮制处理，才能使之既充分发挥疗效又能避免或减轻不良反应，最大限度上满足临床用药的需要。中药炮制的目的是降低或消除药材的毒副作用，保证用药安全；使药材纯净，保证药材品质和用量准确以及矫臭、矫味，以便服用；改变药物的性能或功效，增强药物的作用，提高临床疗效，使之更能适应病情的需要。

中药炮制的方法很多，常用的有以下几种：

洗：用水洗去原药上的沙土、杂质，以达到清洁药物的目的。

漂：将药物置水中，经常换水，以漂去其腥味、咸味或减小毒性。如紫河车、海藻、乌头等。

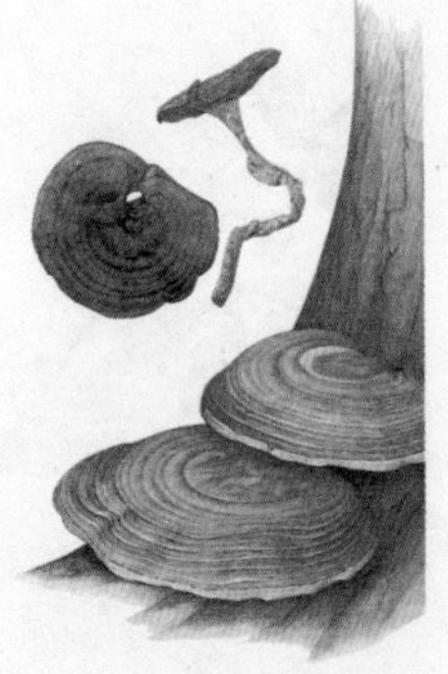

泡：将药物用清水或沸水浸泡，使药物柔软，便于切制或减低毒性。如乌药、附子等。

水飞：将研成粗末的矿物类药物置研钵内和水同研，以取得细净的药面。如滑石、炉甘石等。

炒：将药物放入铁锅内炒黄、炒焦、炒炭。其中不加辅料的，称清炒，如炒麦芽、焦山楂、小蓟炭；加入辅料的，称拌炒，如土炒白术、麸炒枳壳、蛤粉炒阿胶等。

炮：将药物用急火爆炒，使其焦黄爆裂。如炮姜、炮山甲等。

炙：将药物和酒、蜜、醋、姜汁、盐水等液体辅料同炒，使辅料渗入药内。其作用随辅料不同而异。如蜜炙滋润补益，酒炙升散活血，醋炙收敛、入肝止痛，盐炙入肾，姜炙和胃降逆止呕等。

煅：将药物用火直接煅烧，使药物质地松脆，易于粉碎。常用于磁石、牡蛎等矿物类及贝壳类药物。

蒸：药物加酒或其他辅料后，隔水蒸熟，可改变其性能。如熟大黄、黄精等。

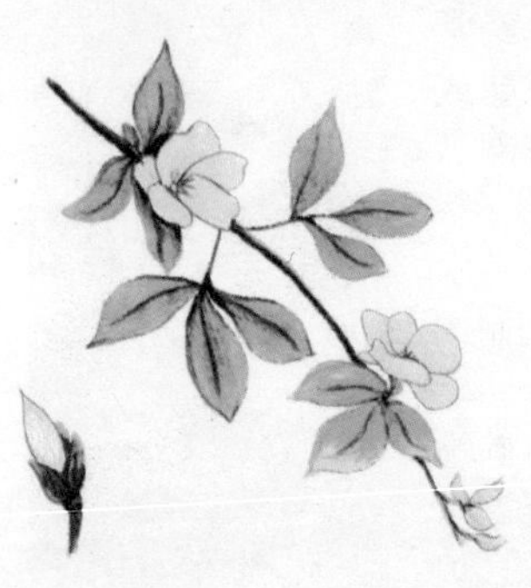

煮：将药物放入水或辅料中煎煮。如芫花醋制，可减低毒性。

淬：将矿物类药物置火上煅红后，迅即投入水或醋中，反复数次，使之酥松，便于制剂和发挥药效。如代赭石、自然铜等。

用量

中药的用药量称为“剂量”，一般是指每一味药的成人1日内的用量。剂量是否适当，是能否确保用药安全、有效的重要因素之一。

◎一、中药计量单位

古代曾采用重量（铢、两、钱、斤等）、长度（寸、尺等）及容量（合、升、斗等）等多种方法，量取不同的药物。随着历史的发展，长度在中药剂量的表示中渐趋消失。容量除计量液体药物较准确外，用以量取固体药物也欠准确。因此，后世主要以法定衡制作为药物的计量标准，以重量单位作为药物计量的主要单位。

现在我国对中药生药、药材及饮片等，采用公制计量单位，常用的计量单位有千克（kg）、克（g），换算关系为1千克（kg）＝1000克（g）。为了古方配用需要进行换算时的方便，按规定以如下近似值进行换算：

1两（16进位制）＝30克　1钱＝3克　1分＝0.3克　1厘＝0.03克

按上述近似值计量，累计16两只有480克，比市制1斤（500克）少20克。由于中药处方中，单味药的用量多用钱或两表示，很少用斤表示，所以影响不大。

◎二、中药的剂量

中药性能：无毒药安全性较高，其用量变化幅度可稍大；有毒药的用量应严格控制在安全范围内。对于无毒药，还应考虑其药材质量、质地和性味。质优者，药力充足，用量不必过大；质次者，药力不足，用量宜稍大以保证疗效。药性较强和药味较浓的药，其用量可稍小；药性缓和及药味较淡的药，其用量可稍大。

用药方法：一般药物单味应用时，用量可较大；入复方应用时，用量可略小。同一药在复方中作为主药时，一般较之作为辅药时为重。多数药物作为汤剂时，因其有效成分多不能完全溶解，故用量一般较之作为丸、散剂时为重。

用药目的：由于用药目的不同，同一药物的用量可有区别。例如槟榔，用以消积、行气、利水，常用剂量为6～15克。即便是利用药物的同一功效，亦可因为用药目的的不同而使用不同的剂量。

患者情况：从年龄来看，青壮年由于对药物的耐受性较强，用量相对较老人、小儿大；小儿5岁以下可用成人量的1/4，6岁以上可用成人量的1/2。性别不同，一般药物的区别不大，但是，妇女在经期、妊娠期活血通经药用量不宜过大。体质弱者较体质强者用量宜小。病程长者常常服药时间也长，故每次用药量较病程短者小；病势轻者、缓者用量宜小；病势急者、重者用量当大。如果病重药轻，则杯水车薪，药不制病；而病轻药重，则诛伐太过，容易损伤正气。

用法

中药用法，有内服和外用之分。剂型除传统的汤、丸、散、膏、酒等外，目前还有片剂、冲剂、注射剂和气雾剂等，以适应临床的不同需要，而最常用的则是汤剂。

◎一、煎药方法

煎药的器皿宜用砂锅，忌用铁器。煎药前先用冷水将药浸泡20～30分钟，水量以淹没药物为度，然后煎煮。煎药应注意火候，质轻、气味芳香的药，宜武火急煎；质重或滋腻补益药，宜文火久煎。同时要注意某些药物煎煮的不同要求，如石膏、鳖甲、附子宜先煎；薄荷、砂仁、钩藤宜后下；滑石、车前子当包煎；人参、羚羊角宜另炖或另煎；动物性胶质药如阿胶等，可用药液或水烊化（另蒸）后，和入药液中服，不可与其他饮片同煎。每剂药一般煎2次，滋补药可煎3次，每次煎成药汁250～300毫升，早晚分服，亦可将各次药汁合并和匀，分次服用。

◎二、服药时间

应根据药性和病情而定。一般补益药多在饭前服，健胃药或对胃肠刺激性较大的药物可在饭后服，安神催眠药最好在睡前服，急性病可不拘时间，慢性病或服用丸、散等成药要有定时。无论饭前或饭后服用，都以间隔1小时左右为宜。

◎三、服药剂量

服药的多少常常依病情或体质而定，一般疾病，多采用1日1剂，每剂分2服或3服。病情急重而体不虚者，可以每4小时服药1次，昼夜不停；病缓而体弱者可每日1服或2服；若使用发汗、泻下等祛邪力强的药物，一般以得汗、得下为度，不必尽剂，以免伤正。

顿服：一次性给予较大药量的服药法。取其药量大、药力猛，适用于危、重病症。

分服：将1日的药物总量分为几次的服药法。以每日3服最为普遍，适用于一般病症。

频服：指多次少量给予药物的服药法。每次服药的药量小、药力缓，适用于咽喉疾病、某些消化道疾病、小儿不耐药味或虽为重病却不能用药过猛者。

◎四、服药温度

一般汤药多宜温服。例如，治寒证用热药，宜于热服。特别是辛温发汗解表药用于外感风寒表证，不仅药宜热服，服药之后还需温覆取汗。至于治热病所用寒药，若热在胃肠，患者欲冷饮者可凉服；若热在其他脏腑，患者不欲冷饮者，寒药仍以温服为宜。另外，用从治法时，也有热药凉服，或凉药热服者。对于丸、散等固体药剂，除了特别规定之外，一般都宜用温开水或蜂蜜水调服，或装入胶囊吞服。

配伍禁忌

公认的中药配伍禁忌是“十八反”和“十九畏”。

十八反歌：本草明言十八反，半楼贝蔹及攻乌，藻戟遂芫俱战草，诸参辛芍叛藜芦。

意思是：半夏、瓜蒌、贝母、白蔹、白及反乌头；海藻、大戟、甘遂、芫花反甘草；人参、沙参、丹参、玄参、细辛、芍药反藜芦。

十九畏歌：硫黄原是火中精，朴硝一见便相争。水银莫与砒霜见，狼毒最怕密陀僧。巴豆性烈最为上，偏与牵牛不顺情。丁香莫与郁金见，牙硝难合京三棱。川乌草乌不顺犀，人参最怕五灵脂。官桂善能调冷气，若逢石脂便相欺。大凡修合看顺逆，炮爁炙煿莫相依。

意思是：硫黄畏朴硝，水银畏砒霜，狼毒畏密陀僧，巴豆畏牵牛，丁香畏郁金，牙硝畏三棱，川乌、草乌畏犀角，人参畏五灵脂，官桂畏赤石脂。

以上内容，古今有不同看法，其中有些问题有待深入研究，但目前临床用药仍遵循以上原则。

妊娠服药禁忌

凡能损害胎元，造成胎动不安，甚至流产的药物，均属妊娠用药禁忌。临床常分禁用和慎用两类。禁用的，大多是毒性较强或药性猛烈的药物，如巴豆、牵牛子、大戟、芫花、甘遂、三棱、莪术、穿山甲、水蛭、虻虫等；慎用的，包括活血、通经、祛瘀、通利、重镇及辛热类药物，如桃仁、红花、牛膝、王不留行、薏苡仁、冬葵子、代赭石、磁石、附子、肉桂等。禁用药物妊娠期间绝对不能使用；慎用药物可根据孕妇具体情况慎重选用，能避免的尽量不用，非用不可的亦要避免长期使用，以防发生事故。

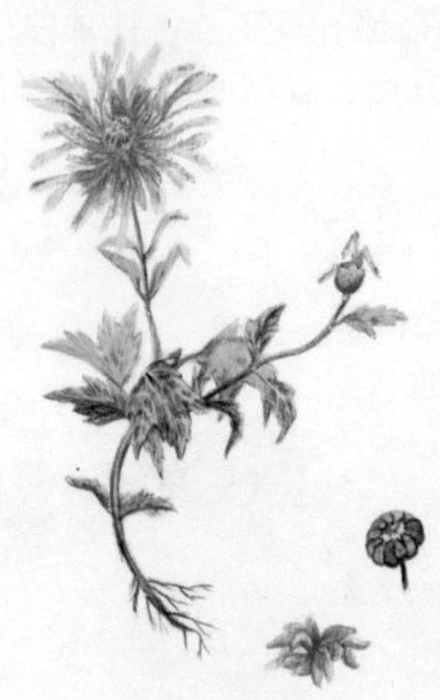

妊娠服药禁忌歌：蚖斑水蛭与虻虫，乌头附子配天雄。野葛水银并巴豆，牛膝薏苡与蜈蚣。三棱芫花代赭麝，大戟蝉蜕黄雌雄。牙硝芒硝牡丹桂，槐花牵牛皂角同。半夏南星与通草，瞿麦干姜桃仁通。硇砂干漆蟹爪甲，地胆茅根都失中。

第二章 补虚常用药

凡能补益正气，增强体质，以提高抗病能力，消除虚证为主的药物，称为『补虚药』，亦称『补益药』。

【补气药】

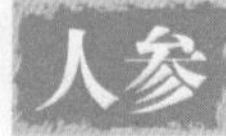

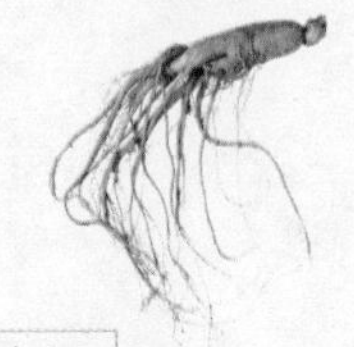

人参

归性经味：味甘、微苦，性微温。归脾、肺经。

功效主治

本品大补元气，补脾益肺，宁神益智，生津止渴。主要适用于如下病症：

❶气虚欲脱 ❷脾气虚、脾胃两虚 ❸肺气虚、肺肾两虚 ❹热病伤津耗气 ❺气血亏虚

用法用量

入汤剂，5～10克，宜文火另煎，将参汁兑入其他药汤内饮服。用于急重证时，剂量可酌增为15～30克，煎汁分数次灌服。若研末吞服，每次1.5～2克。

注意事项

❶加工切片时不宜水浸。

❷反藜芦，畏五灵脂，恶皂荚。

❸阴虚阳亢及实邪热盛者忌用。

❹服用人参时，不可同时服食萝卜、茶叶，以

免降低药效。

⑤在炎热的夏季应避免服用。

疗疾验方

治疗脾胃气虚，不思饮食

四君子汤：人参5克、白术10克、茯苓5克、炙甘草2.5克、姜3片、枣1枚。上药加水2杯，煎取1杯，饭前温服。

治疗心力衰竭、心源性休克

参附汤：人参15克，制附子12克。上药用水煎服。

人参枸杞粥

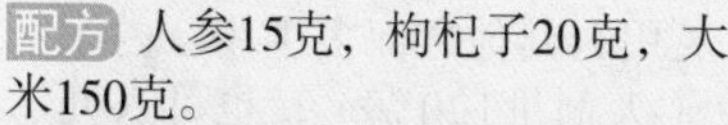

配方 人参15克，枸杞子20克，大米150克。

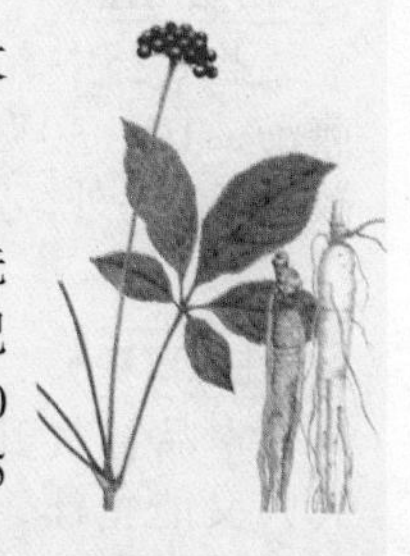

制作过程 ①将人参润透，切片；枸杞子去果柄、杂质；大米淘洗干净，去泥沙。②将大米、枸杞子、人参同放锅内，加入清水800毫升，置武火烧沸，再用文火煮35分钟即成。

功效 补肝肾，明眼目。适用于肝肾虚损，真阳衰弱，中气不足，四肢欠温，自汗暴脱，阳痿遗精，血脂异常等症。

黄芪

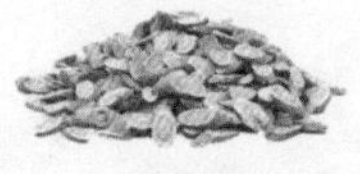

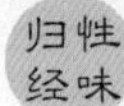

味甘，性微温。归脾、肺经。

功效主治

本品补气升阳，益卫固表，托毒生肌，利水消肿。主要适用于如下病症：

❶脾肺气虚，中气下陷 ❷虚汗证 ❸气血不足，疮疡不溃；疮疡久溃不敛 ❹水肿证

用法用量

益气补中宜炙用，其他方面多生用。内服：煎汤，10～30克（大剂量120克）；也可入丸、散、膏。另外，蜜炙可增强其补益作用。

注意事项

本品补气升阳，易于助火，又能止汗，故凡表实邪盛、气滞湿阻、食积内停、阴虚阳亢、痈疽初起或溃后热毒尚盛等证，均不宜用。

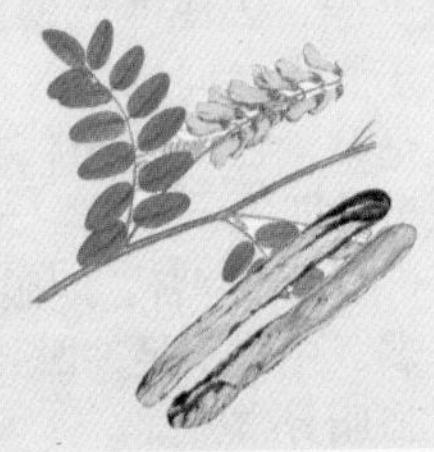

疗疾验方

治疗老人便秘

绵黄芪（产于山西介休绵山的优质黄芪）、陈皮各15克，研细。另用麻仁100克，捣烂，加水揉出浆汁，煎至略稠，调入白蜜一匙，再煎沸，把黄芪、陈皮末加入调匀空腹服下。两服可通便。

治疗肺痈

黄芪60克研细，每取6克煎汤服。一天可服3～4次。

治疗疝气

黄芪、小红枣各100克。黄芪捶烂，拆成一丝丝，再加入小红枣，置于瓷罐中，放上一锅水，用文火煨2～3小时，不可间断，待枣子裂开时，熄火，吃枣，黄芪弃之。

黄芪粥

配方 生黄芪30克，红枣6枚，大米100克。

制作过程 ❶将生黄芪切薄片；红枣洗净去核；大米淘洗干净。❷将大米、黄芪、红枣同放入铝锅内，加水适量，置武火上烧沸，再用文火煮40分钟即成。

功效 补气升阳，益气护胃，对胃下垂患者尤佳。

党参

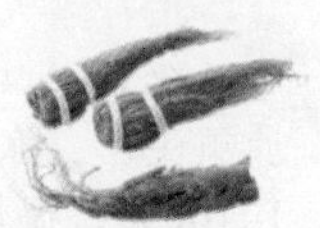

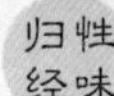

归性经味 味甘，性平。归脾、肺经。

功效主治

本品补中益气，健脾益肺。主要适用于如下病症：

❶中气不足 ❷肺气虚弱 ❸气阴两伤 ❹气血两虚

用法用量

煎服，9～30克；熬膏；或入丸、散。补脾益肺宜蜜炙用。

注意事项

❶气滞、肝火盛者禁用。

❷邪盛而正不虚者不宜用。

疗疾验方

治疗脾肺气虚，周身倦怠

党参膏：党参500克（切片），沙参250克（切片），桂圆肉120克，水煎浓汁收膏，每用1小酒杯，以沸水冲服，也可冲入煎剂里。

治疗贫血性、感染性等各型低血压病

党参、黄精各30克，炙甘草10克。每日1剂，水煎服，每日2次。

治疗功能性子宫出血

单味党参30克，水煎服，每日1剂，分早、晚各1次服，月经期连服5日。

治疗肾炎

猪肾1个，党参、黄芪、芡实各20克。将猪肾剖开去其筋膜，洗净，与其余药共煮，至猪肾熟。酌情加少许酱油，吃肉饮汤。

党参黑米粥

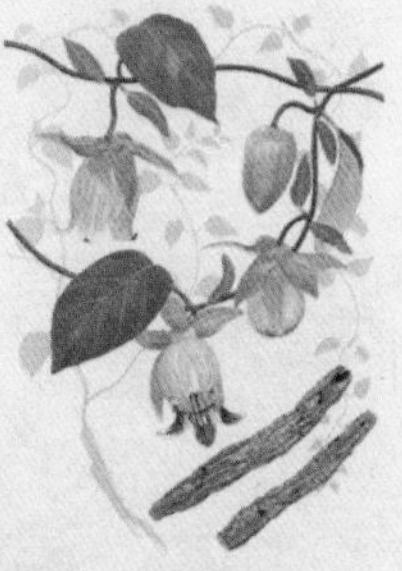

配方 党参30克，黑米150克，白糖20克。

制作过程 ❶将党参洗净，切成3厘米长的段；黑米淘洗干净。❷将黑米、党参放入锅内，加水适量，用武火烧沸，再用文火煮40分钟，加入白糖搅匀即成。

功效 补脾胃，益气血。对脾胃虚寒患者尤佳。

太子参

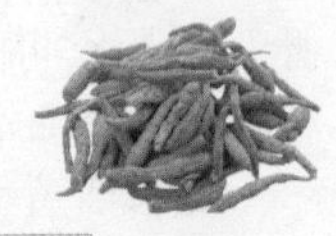

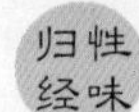

味甘、微苦，性平。归脾、肺经。

功效主治

本品补气健脾，养胃阴，益气生津止渴。主要适用于如下病症：

❶脾气虚弱，胃阴不足 ❷肺气阴两虚 ❸心气阴两虚

用法用量

煎服，9～30克。

注意事项

邪实正不虚者不宜用。

疗疾验方

治疗自汗

太子参9克，浮小麦15克，水煎服。

治疗窦性心动过速

太子参30克，赤芍、麦冬各25克，川芎15克，

丹皮、五味子各10克。水煎服，每日1剂。

太子参海蜇汤

配方 太子参15克，海蜇50克，菜胆100克，蒜10克，姜5克，葱10克，盐5克，鸡汤800毫升，植物油30克。

制作过程 ❶把太子参洗净，去杂质；海蜇洗净，切成细丝；菜胆洗净，切5厘米长的段；姜切丝，葱切段。❷把锅置武火上烧热，加入植物油，六成热时，加入姜、葱爆香，下入太子参、盐、鸡汤，煮25分钟后，下入海蜇和菜胆，煮熟即成。

功效 补气血，降血压。适用于高血压属气虚湿阻者。

太子山楂粥

配方 太子参10克，山楂10克，大米100克。

制作过程 ❶太子参洗净，去杂质；山楂洗净，去核，切片；大米淘洗干净。❷把大米放在电饭煲内，加入山楂片、太子参，加水800毫升，按常规煲粥，粥熟即成。

功效 健脾化湿，降压。适用于高血压属气虚湿阻者。

灵芝

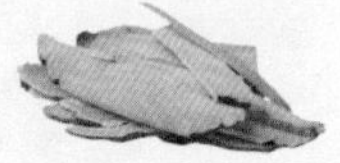

归性经味 味甘，性平。归心、肝、肺、肾经。

功效主治

本品滋补强壮，扶正固本，减肥安神。主要适用于如下病症：

❶气血虚弱 ❷脾虚 ❸肺虚 ❹血不养心

用法用量

煎服，5～15克；研末冲服，每次1.5～3克；或适量浸酒服。

注意事项

灵芝恶常山、茵陈、扁青等，忌同用。

疗疾验方

治疗气血不荣，乌发

灵芝、黑桑葚（曝干）各500克，研细为末，炼蜜为丸，如弹子大，每次1丸，用温酒吞下，每日2次。

治疗冠心病

灵芝30克，丹参5克，田七5克，白酒500毫升。灵芝、丹参、田七洗净，同入坛加白酒，盖上盖。每天搅拌1次，再盖好盖。泡15天即成。每服适量。

治疗鼻衄、吐血

灵芝9克，鸭蛋1个。同煮，喝汤吃蛋及药。

灵芝里脊

配方 灵芝20克，猪里脊肉200克，冬笋15克，水烫油菜15克，熟胡萝卜15克，猪油70克，精盐2.5克，味精1.5克，鸡蛋清1个，淀粉25克，料酒10克，花椒油1.5克，葱2.5克，姜2.5克，蒜2.5克，鸡汤100毫升。

制作过程 ①将猪里脊肉切成薄片；灵芝切薄片；冬笋、油菜、胡萝卜切成小薄片。②锅内放开水，将里脊片下锅氽八成熟，用漏勺捞出控净水。③锅内放油烧热，把葱、姜、蒜、灵芝片和冬笋、油菜、胡萝卜放入锅内煸炒后，加里脊片、味精、精盐、料酒，翻炒几下，淋明油出锅，装盘即成。

功效 补肺益肾，健脾安神。适用于神经衰弱、失眠、食欲不振、更年期综合征等。

甘草

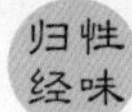

味甘，性平。归心、肺、脾、胃经。

功效主治

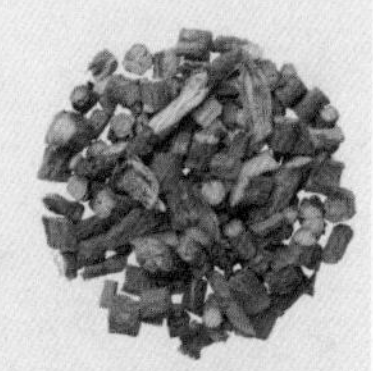

本品益气补中，清热解毒，祛痰止咳，缓急止痛，调和药性。主要适用于如下病症：

①气虚证 ②咳嗽气喘 ③疮疡肿毒，食物中毒 ④脘腹、四肢挛急作痛 ⑤缓和药性

用法用量

煎服1.5～9克，做主药时可适当加大用量。用于解毒，可用至30～60克。清热解毒宜生用，补中缓急宜炙用。

注意事项

①反海藻、大戟、芫花、甘遂。

②本品有助湿壅气之弊，湿盛胀满、水肿者不宜用。

③大剂量久服有致高血压、水肿等副作用。

疗疾验方

治疗皮疹

生甘草、白蒺藜各100克，浸泡于75%乙醇300毫升内7日，过滤，搽洗患处，每日2～3次。

治疗口臭

甘草、细辛各60克，研细，每次3克，每晚睡前用料酒送服。

治疗急、慢性胃肠炎、消化不良

炙甘草9克，干姜6克，附子4克。水煎，每日1剂，分2次温服。

治疗喉痛

甘草10克，用蜂蜜水炙，水煎服，每日2次。

甘草藕汁饮

配方 甘草6克，藕500克。

制作过程 ❶把藕洗净，切成细丝，用纱布绞取汁液；甘草洗净。❷把甘草放入锅内，加水200毫升，煎煮25分钟，滤去甘草，留药液。❸把藕汁与甘草液混合均匀即成。

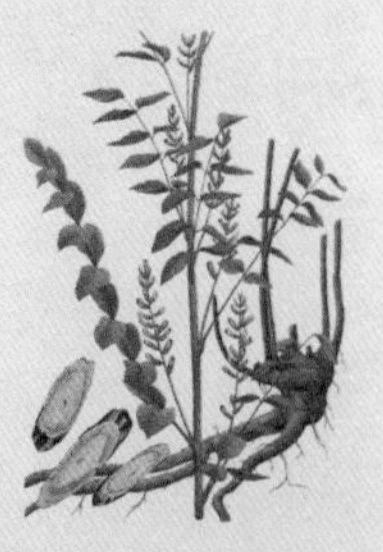

功效 清肺润燥，生津凉血。适用于上中消型糖尿病患者。

白术

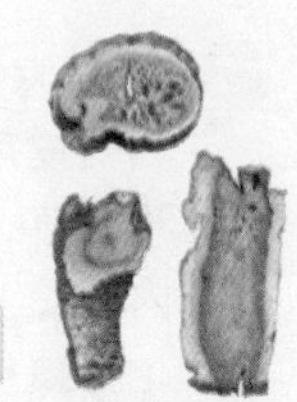

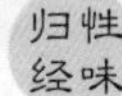

味苦、甘，性温。归脾、胃经。

功效主治

本品补气健脾，燥湿利水，止汗，安胎。主要适用于如下病症：

❶脾胃虚弱 ❷脾虚湿盛 ❸表虚自汗

用法用量

生用则燥湿和中作用较强；炒用则性较缓，补益脾胃的作用较强；用土炒则以补益脾胃为主；焦白术止泻作用较好。入煎剂用6～12克，大剂量可用至60～90克。

注意事项

阴虚烦渴、气滞胀闷者不宜用。

疗疾验方

治疗自汗不止

用白术末，每次服1茶匙，酒送下。

治疗脾虚泄泻

白术丸：白术30克，芍药30克（冬月不用芍药，用肉豆蔻，如有便泄者，炒用），共研为末，以粥为丸。

治疗便秘

生白术60克，生地黄30克，升麻3克。水浸1小时后煎2次，每日1剂，早、晚各服1次。

治疗气虚体弱，不思饮食

术附汤：白术60克，附子一枚半（炮，去皮），炙甘草30克，共研细，每用9克，加姜5片、枣1枚，水煎服。

白术饼

配方 白术6克，干姜6克，鸡内金15克，植物油50克，盐6克，面粉250克，葱花10克。

制作过程 ❶将白术、干姜、鸡内金分别打成细粉。❷将白术、鸡内金、盐、葱花、干姜、面粉放入盆内，用清水和面，搓成条，分成剂子，用擀面杖擀成薄饼。❸将植物油放入炒锅内烧至六成热，放入薄饼烙黄，再翻面也烙黄，熟透即成。

功效 暖胃止痛，消食化滞。对食欲不振、食后胃痛者尤佳。

山药

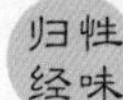

味甘，性平。归脾、肺、肾经。

功效主治

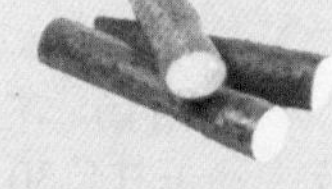

本品益气养阴，补脾肺肾，固精止带。主要适用于如下病症：

❶脾胃虚弱 ❷肺气虚、肺肾两虚 ❸治疗肾虚不固 ❹阴虚内热消渴

用法用量

煎服，15～30克，大剂量可达60克；或入丸、散；熬粥；研末吞服。外用适量。

注意事项

湿盛中满或有积滞者不宜单用。

疗疾验方

治疗风眩头痛

用鲜山药适量，磨如稀糊，和白面做薄粥，于豉汁中煮，入五味调和食之。

治疗冻疮，无名肿毒

山药100克，捣烂外敷患处，每日3次。

治疗小儿疳积

山药30克，鸡内金12克。上药炒黄研粉，每用2～6克，入面粉、红糖、芝麻适量，水调和烙饼1块，1次服，每日2～3次。或以药末做散剂，直接服，剂量同上。

山药羊肉萝卜汤

配方 山药50克，草果5克，羊肉500克，豌豆100克，萝卜300克，生姜10克，香菜10克，胡椒2克，味精3克，食盐3克，醋10克。

制作过程 ❶将羊肉洗净，切成2厘米见方的小块；豌豆择洗干净；萝卜切3厘米见方的小块；山药泡软切片；香菜洗净切段。❷将草果、山药、羊肉、豌豆、生姜放入锅内，加水适量，置武火上烧开，即移至文火上煎熬1小时，再放入萝卜块煮熟。❸放入香菜、少许醋、胡椒、食盐、味精，装碗即成。

功效 温胃消食，降低血糖。适合各型糖尿病患者食用。

大枣

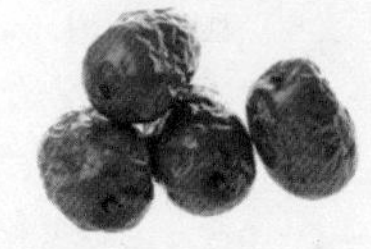

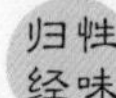

味甘，性温。归脾、胃经。

功效主治

本品补气健脾，养血安神，缓和药性。主要适用于如下病症：

❶脾气虚 ❷血虚萎黄 ❸妇女血虚脏躁 ❹峻烈药伤及脾胃

用法用量

掰破煎服，10～30克；亦可去皮核捣烂为丸服。

注意事项

湿盛脘腹胀满、食积、虫积、龋齿作痛以及痰热咳嗽均忌服。

疗疾验方

治疗慢性腹泻

红枣、红糖各50克，水煎服，喝汤食枣，每日1剂。适用于脾胃虚寒之腹泻。

治疗血虚，面色萎黄

归脾汤：大枣20克，茯神、黄芪、酸枣仁、龙眼肉各12克，白术、人参、当归各9克，木香、炙甘草各6克，远志3克，生姜3片。水煎服，每次20毫升，每日2次。

治疗过敏性紫癜

大枣60克，浸泡后文火炖，制成大枣汤，一次性服用，每日3次。

大枣山药粥

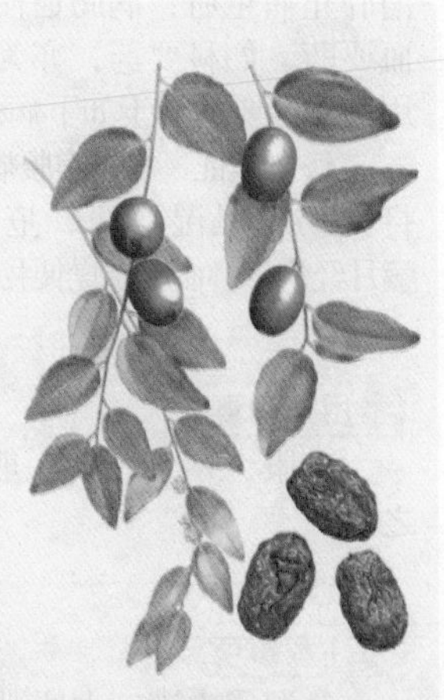

配方 大枣10枚，山药10克，粳米100克，冰糖少许。

制作过程 ❶将粳米、山药、大枣洗净，山药切片。❷粳米、山药、大枣放入锅内，用武火烧沸后，转用文火炖至米烂成粥。❸将冰糖放入锅内，加少许水，熬成冰糖汁，再倒入粥锅内，搅拌均匀即成。

功效 补气血，健脾胃。适用于老年人脾胃虚弱，血小板减少，贫血，营养不良，骨质疏松等症。

【补血药】

当归

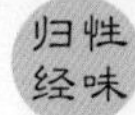

味甘、辛，性温。归肝、心、脾经。

功效主治

本品补血调经，活血散寒，消肿止痛生肌，润肠通便。为补血要药、妇科要药，亦为外科常用药。主要适用于如下病症：

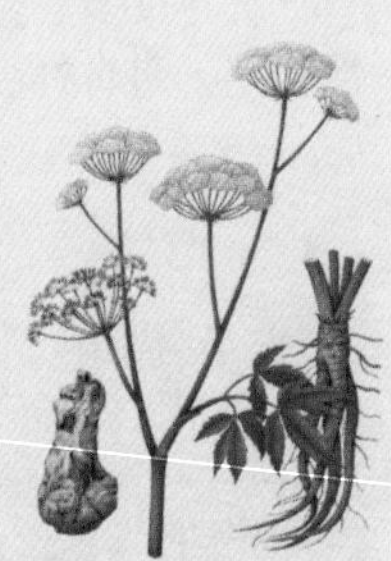

❶血虚证 ❷血虚腹痛 ❸跌打损伤，风湿痹痛，疮疡肿痛 ❹月经病 ❺血虚肠燥便秘

用法用量

煎服，5～15克。一般生用，酒炒可增强其活血之力。

注意事项

❶湿盛中满，大便泄泻者忌服。

❷通常补血用当归身，活血用当归尾，补血活血用全当归。

疗疾验方

治疗失血过多

当归60克、川芎30克，每用15克，加水七分、酒三分，煎取七成趁热服下，日服2次。

治疗带状疱疹

当归（研末）0.5～1克，4～6小时服1次；或当归浸膏片（0.5克／片）2～4片，口服，4小时1次。

妇女诸虚不足

当归120克、地黄60克，共研细，炼蜜为丸，如梧桐子大。每服15丸，饭前米汤送下。

党参当归炖乳鸽

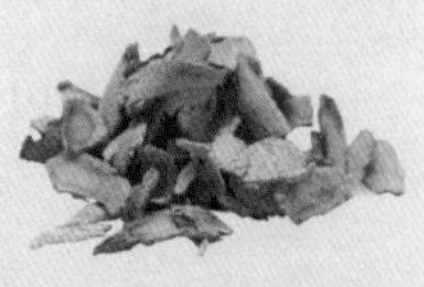

配方 党参20克，当归15克，乳鸽1只，姜4克，葱8克，盐3克，味精2克，胡椒粉2克，鸡油25克，料酒10克。

制作过程 ❶将党参润透，切成4厘米长的段；当归润透，切片；乳鸽宰杀后，去毛、内脏及爪；姜切片，葱切段。❷将乳鸽、党参、当归、姜、葱、料酒同放炖杯内，加清水800毫升，置武火上烧沸，再用文火炖煮30分钟，加入盐、味精、胡椒粉、鸡油，搅匀即成。

功效 补气血。适用于心律失常、气血两虚型冠心病患者。

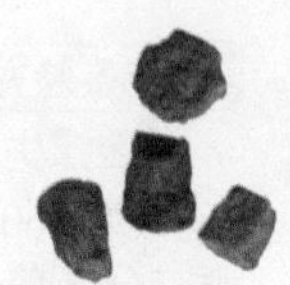

何首乌

归性经味 味苦、甘、涩，性温；归肝、心、肾经。

功效主治

制首乌补益精血，固肾乌须；生首乌截疟解毒，润肠通便。主要适用于如下病症：

❶肝肾不足，精血亏虚 ❷疮疡肿毒 ❸精血不足，肠燥便秘

用法用量

煎服，每次10～30克。补肝肾宜用制首乌，解毒通便宜用生首乌。

注意事项

❶生品通便润肠，大便溏泄者不宜用。

❷制首乌补力强而收涩，痰湿重者不宜用。

❸何首乌忌铁，不宜用铁锅煎制。

疗疾验方

治疗全身疮肿痒痛

何首乌散：何首乌、防风、苦参、薄荷各等

份，共研为粗末。每用15克，加水、酒各半，煎沸后外洗。

治疗脱发、便秘

何首乌100克，鸡蛋2个，加水500毫升同煮，蛋熟去壳后再煮，将水煎至1碗，去渣，加调料，饮汤食蛋。每日1剂，连服15～20日。

治疗自汗

何首乌30克，研末装瓶备用，用时取药末以唾液调敷脐孔。胶布固定，每日换1次，6次为1疗程。

治疗小儿神经性尿频

何首乌20克（剂量随年龄大小稍作增减），水煎2次。代茶频饮，10日为1疗程。

何首乌粥

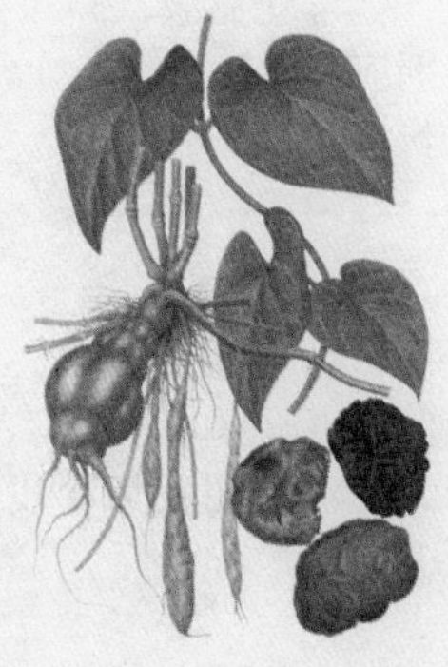

配方 何首乌30克，粳米100克，大枣3枚，冰糖少许。

制作过程 ❶将何首乌放入砂锅内，加水煎取浓汁，去渣留汁；粳米淘洗后，放入砂锅内；大枣、冰糖也放入砂锅内。❷将砂锅置武火上烧沸，用文火煮熟即成。

功效 益肾抗老，养肝补血，补肾美容。

阿胶

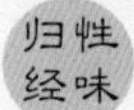

味甘，性平。归肺、肝、肾经。

功效主治

本品补血，止血，滋阴润燥。主要适用于如下病症：

❶血虚证 ❷虚劳出血 ❸心肾阴虚 ❹阴虚肺燥 ❺热病伤阴，筋失滋养

用法用量

烊化兑服，3～9克。用开水或料酒化服，入汤剂应烊化冲服。止血常用阿胶珠（本品与蒲黄或蛤粉炒制而成）。

注意事项

❶阿胶性黏腻，有碍消化，胃弱、消化不良、痰湿呕吐、泄泻者忌服。

❷黄明胶为牛皮熬制而成，功似阿胶，但偏于止血。

疗疾验方

治疗肺风喘促

将阿胶切小，炒过，加紫苏、乌梅肉（焙、研）各等份，水煎服。

治疗咳嗽日久不愈

阿胶饮：阿胶（炙）30克，人参60克，共研末，每用8克，用豉汤加葱白同煎，在咳嗽发作时温服。

治疗老人体虚便秘

胶蜜汤：阿胶（炒）6克，连根葱白3片，蜜2匙。先煎葱白，去葱白，加阿胶、蜜，食前服。

阿胶羊腰粥

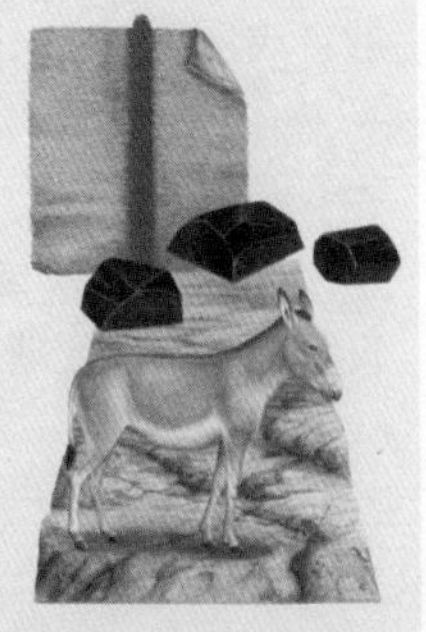

配方 阿胶10克，羊腰1具，大米100克，料酒6克，白糖15克。

制作过程 ❶将阿胶上笼蒸化；羊腰洗净，切成腰花；大米淘洗干净。❷将大米、阿胶、羊腰花、料酒同放炖锅内，加水1200毫升，置武火上烧沸，再用文火炖煮35分钟，加入白糖即成。

功效 滋肾，补血。适用于类脂质肾炎患者食用。

熟地

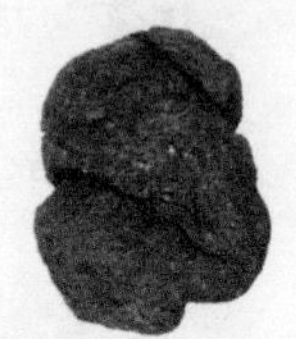

归性经味 味甘，性微温。归肝、肾经。

功效主治

本品补血滋阴，益精填髓。主要适用于如下病症：

❶血虚证 ❷肝肾阴虚证 ❸肾精亏虚证

用法用量

煎服，9~15克，大剂量可至30克；亦入丸、散；或浸酒。

注意事项

本品性质滋腻，有碍运化，凡湿滞脾胃，脘腹胀满，食少便溏者慎用。

疗疾验方

治疗潮热盗汗

熟地12克，龟板12克，知母9克，黄刺皮4.5克。水煎服。

治疗血虚血滞诸证

四物汤：熟地、当归、川芎、白芍各等份，研为粗末，每用9克，水煎服。适应证：月经不调，脐腹作痛，崩漏，头昏心悸等。

治疗气血虚弱型痛经

生姜150克，熟地240克。将上药焙干，共研为细末，每次6克，乌梅汤送下，每日2次，连服3～5日。

治疗夜盲症

羊肝500克，熟地60克，枸杞子30克。上3物共捣烂为丸。每日3次，每次9～15克，空腹时温开水送下。

熟地党参炖鲍鱼

配方 熟地10克，党参12克，鲍鱼50克，菜胆100克，鸡汤100毫升，盐5克，味精3克。

制作过程 ❶熟地洗净切薄片；党参切段；鲍鱼切薄片；菜胆洗净，切5厘米长的节。❷把熟地、党参、鲍鱼、菜胆、盐、味精放入炖锅内，加入鸡汤，用武火烧沸，文火炖煮25分钟即成。

功效 滋阴补血。

白芍

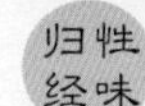

味苦、酸，性微寒。归肝、脾经。

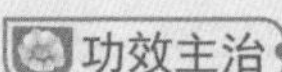

本品养血调经，平肝止痛，敛阴止汗。主要适用于如下病症：

❶阴血不足　❷外感风寒、营卫不和　❸肝气不和　❹自汗、盗汗

用法用量

煎服，6～15克；大剂量15～30克。用作养血、调经时，多炒用或酒炒用；用作平肝、敛阴时，多生用。

注意事项

❶白芍反藜芦。

❷阳衰虚寒之证不宜单独应用；痰湿内盛者也不宜用，以防恋邪助湿。

❸本品与赤芍一补一泻、一收一散，在功效和主治病症等方面都有不同，应注意区别运用。

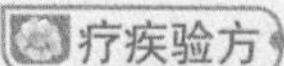

治疗妇女妊娠腹痛

当归芍药散：当归90克，白芍500克，茯苓120克，泽泻250克，川芎90克。共为散，每用2克，用酒和服。可用于因血虚、瘀血引起的各种腹痛。

治疗腹内积聚，大小便不通

神明度命丸：大黄、白芍各60克。研末，炼蜜为丸，如梧桐子大。每服4丸，每日3次。

治疗牙痛、头痛、痉挛性腹痛

白芍、甘草各15克，蒲公英30克，细辛3克。每日1剂，水煎服。

治疗习惯性便秘

生白芍24～40克，生甘草10～15克。水煎服，每日1剂。

白芍饮

配方 白芍15克，茯苓20克，白术15克，生姜10克，附片15克，红糖20克。

制作过程 ❶将附片炙好，先煮30分钟去水；白芍、茯苓、白术、生姜洗净，切片。❷将以上药物放入炖锅内，加水适量，置武火上烧沸，再用文火煎煮30分钟，去渣，加入红糖搅匀即成。

功效 消炎止泻。对慢性肠炎患者尤佳。

龙眼肉

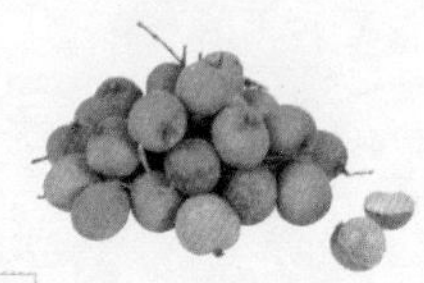

归经 性味：味甘，性温。归心、脾经。

功效主治

本品补益心脾，养血安神。主要适用于如下病症：

①心血虚证 ②气血不足证 ③月经不调，痛经、崩漏等

用法用量

煎服，9～15克，最大量30～60克；亦可熬膏、浸酒；或入丸剂。

注意事项

湿阻中满或有停饮、痰、火者忌服。

疗疾验方

治疗寒性腹痛

带壳龙眼、米酒适量。焙干研末，每次服10克，米酒送下。

治疗小儿脾虚泄泻

龙眼15颗，生姜3片。上药水煎，吃龙眼喝汤。

治疗斑秃

龙眼肉400克，放入锅内干蒸30分钟取出，置阳光下晒2小时，第二天按上法再蒸再晒，如此重复5次，然后加适量水和蜂蜜，用文火炖熟后适量服用。

龙眼核桃乌鸡煲

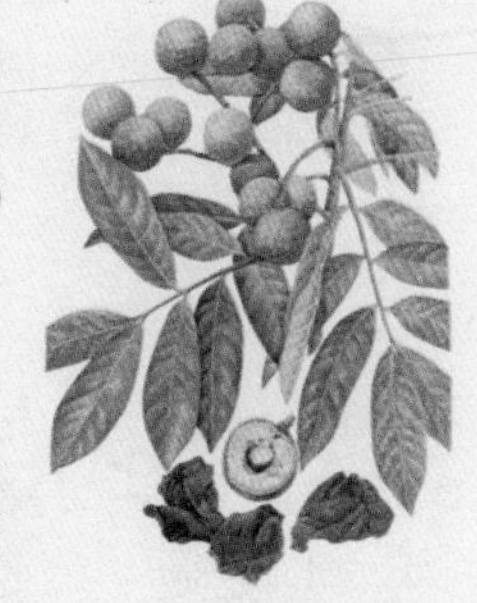

配方 龙眼肉20克，核桃仁15克，乌鸡1只，料酒10克，盐5克，味精3克，姜5克，葱10克，胡椒粉3克，鸡油30克，棒子骨汤3000毫升。

制作过程 ❶龙眼肉去杂质；核桃去壳，留仁；乌鸡宰杀后，去毛桩、内脏及爪，剁成5厘米见方的块；姜拍松，葱切段。❷将龙眼肉、核桃仁、乌鸡、料酒、盐、味精、姜、葱、胡椒粉、鸡油、棒子骨汤同放高压锅内，用武火烧沸，盖上压阀，10分钟后停火，凉凉，倒入煲内。❸将煲上桌，置炉上烧沸即成。

功效 补气血，益心脾，养血安神。

【补阳药】

鹿茸

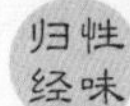

味甘、咸，性温。归肝、肾经。

功效主治

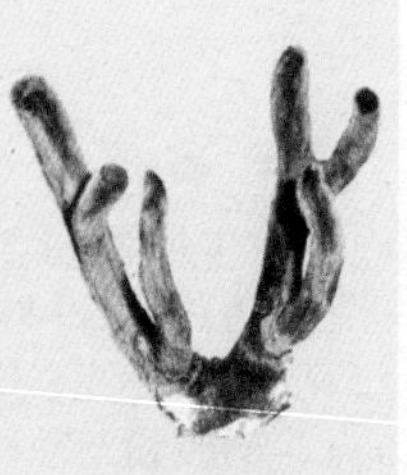

本品壮肾阳，益精血，强筋骨，调冲任。主要适用于如下病症：

❶肾阳不足，精血亏虚 ❷冲任虚寒，带脉不固 ❸小儿先天不足，精血亏虚

用法用量

研细末，每日3次分服，1～2克。如入丸、散剂，随方配制。

注意事项

❶本品性温助阳，阴虚阳亢及有热者忌用。

❷不宜一次大量使用或连续大量使用，否则易引发鼻出血、头昏等不良反应。

疗疾验方

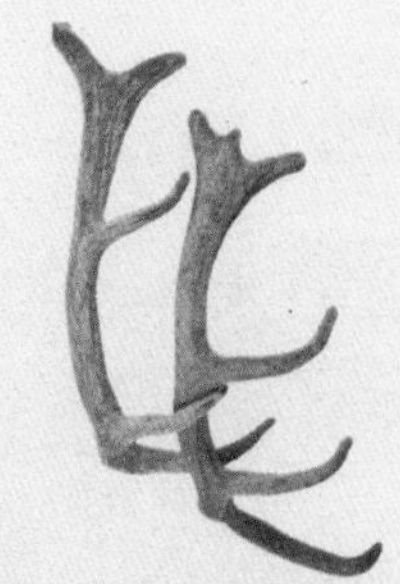

治疗精血耗竭

黑丸：鹿茸（酒浸）、当归（酒浸）各等份，研为细末，煮乌梅膏子为丸，如梧桐子大。每用50丸，以米汤送下。

治疗阳痿、不孕症

鹿茸（切片）10克，山药30克，酒500毫升。鹿茸、山药浸酒，封口，经7日后即可饮用。每日3次，每次空腹饮1～2小杯。

鹿茸炖黄雄鸡

配方 鹿茸10克，黄雄鸡1只（1500克），料酒10克，姜5克，葱10克，盐5克，味精3克，胡椒粉3克，上汤3000毫升。

制作过程 ❶将鹿茸烘干，研成细粉；黄雄鸡宰杀后，去毛桩、内脏及爪；姜拍松，葱切段。❷将鹿茸粉、鸡、姜、葱、料酒、上汤同放炖锅内，置武火上烧沸，再用文火炖煮45分钟，加入盐、味精、胡椒粉即成。

功效 补肾壮阳，填精补髓。适用于肾阳虚导致的精冷、精少、精稀等症。

巴戟天

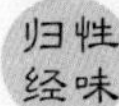

味甘、辛，性微温。归肾、肝经。

功效主治

本品补肾阳，强筋骨，祛风湿。主要适用于如下病症：

❶肾阳虚弱 ❷肝肾不足

用法用量

煎服，3～9克；或入丸剂、浸酒。

注意事项

脾虚泄泻、实热便秘者忌用。

疗疾验方

治疗肾虚阳痿

巴戟天、怀牛膝各30克，酒500毫升。浸7天后取饮，每次饮10～20毫升，每日2次。如加入菟丝子25克，效果更佳。

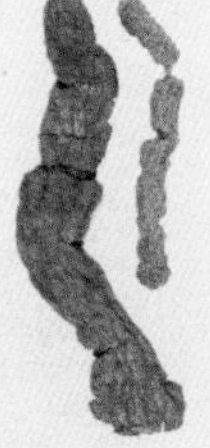

巴戟天冬炖瘦肉

配方 巴戟天10克，天冬10克，山楂10克，猪瘦肉200克，姜5克，葱10克，盐5克。

制作过程 ❶把巴戟天洗净，切3厘米长的段；天冬洗净，切片；山楂洗净去核切片；瘦肉洗净，切3厘米见方的块；姜切片，葱切段。❷把猪瘦肉、天冬、巴戟天、山楂同放炖锅内，加水1500毫升，放入姜、葱、盐。❸将锅置武火上烧沸，再用文火炖50分钟即成。

功效 滋阴补肾，降低血压。

巴戟烧虾

配方 巴戟天10克，鲜茭白250克，虾5克，植物油50克，酱油2克，味精3克，料酒10克，白糖2克，盐1克，葱4克，姜4克，蒜4克，鸡汤150毫升。

制作过程 ❶将茭白洗净，切成木梳背块，放入开水里焯一下；虾用温水洗去泥沙，控干水分；葱切马蹄形；姜、蒜切末；巴戟天打成细粉。❷炒锅内放油，烧至六成热时，用葱、姜、蒜炝锅，下入虾、料酒，再放入茭白煸炒，添入酱油、白糖、盐、高汤、巴戟粉，在文火上煨5分钟，熟后放味精即成。

功效 补肾阳，强筋骨，祛风湿。适用于腰膝酸软，关节疼痛，小便失禁，阳痿，遗精，风寒湿痹等症。

淫羊藿

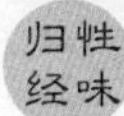

味甘、辛，性温。归肾、肝经。

功效主治

本品补肾壮阳，强筋骨，祛风湿，祛痰止咳。主要适用于如下病症：

❶肾阳虚证 ❷下肢寒湿痹痛、肢体麻木等 ❸咳嗽

用法用量

煎服，5～10克。或入丸、散、酒剂。

注意事项

下焦火旺、阳强易举者忌用。

疗疾验方

治疗命门火衰之阳痿

淫羊藿15克，蛇床子、菟丝子各10克。诸药共研细末，取6克加食盐少许，用人乳汁或羊乳汁调成糊状，敷于肚脐，外用胶布固定。用热水袋熨约

30分钟，每晚1次。2日换1次药。

治疗中风不遂

淫羊藿200克，白酒1000毫升。袋盛酒浸，密封3～5日。每日服1～2次，每次1～2盅。

治疗更年期综合征

淫羊藿15～20克，当归、栀子各10克，珍珠母30克，紫草15克（后入）。每日1剂，水煎服。

淫羊藿烧猪蹄筋

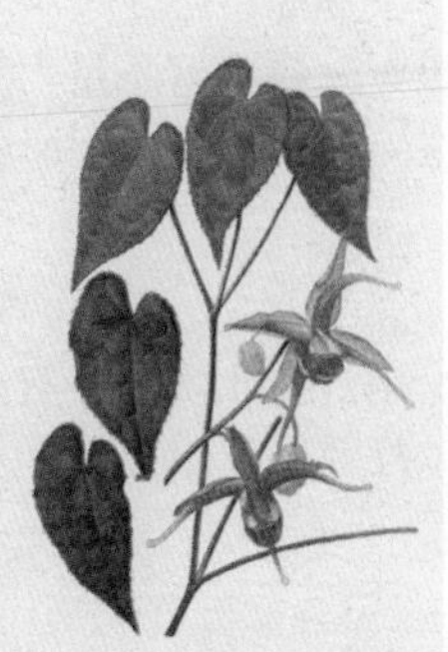

配方 淫羊藿15克，猪蹄筋（油发）300克，料酒10克，酱油10克，姜5克，葱10克，盐3克，鸡精3克，白糖15克，植物油35克，胡椒粉3克，羊脂适量。

制作过程 ❶将淫羊藿用羊脂炒好，加水150毫升，煎25分钟，收取药液50毫升；将猪蹄筋切5厘米长的段；姜切片，葱切段。❷将炒锅置武火上烧热，加入植物油，烧至六成热时，加入姜、葱爆香，下入白糖、酱油、猪蹄筋、药液，加入清水200毫升，烧熟，加入盐、鸡精、胡椒粉即成。

功效 补肾壮阳，强筋健骨。适用于腿抽筋，四肢麻痹，骨折，骨质疏松等症。

杜仲

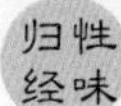

味甘，性温。归肝、肾经。

功效主治

本品补肝肾，强筋骨，安胎。主要适用于如下病症：

❶肝肾不足 ❷肾虚胎元不固

用法用量

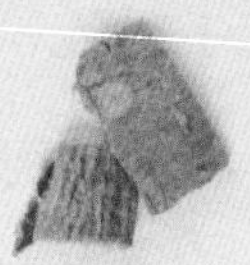

煎服，6～9克。生用或盐水炒用。盐水炙后，有效成分更易溶出，疗效较生用为佳。

注意事项

杜仲为温补之品，阴虚火旺者不宜用。

疗疾验方

治疗坐骨神经痛

杜仲30克，猪腰子（猪肾）1对。加水煎沸后再煮半小时，去杜仲，吃猪腰并喝汤。每日1剂，一般连用7～10剂。

治疗牛皮癣

生杜仲、生百部各100克，樟脑粉10克。用60度以上的白酒400毫升密闭浸泡7日，每日摇动1～2次。早晚清水洗患处后涂搽。

治疗产后诸疾及胎体不安

杜仲去皮，置瓦上用火焙干，捣为末，煮枣肉调末为丸，如弹子大。每次服1丸，糯米汤送下。每日服2次。

杜仲煮冬瓜

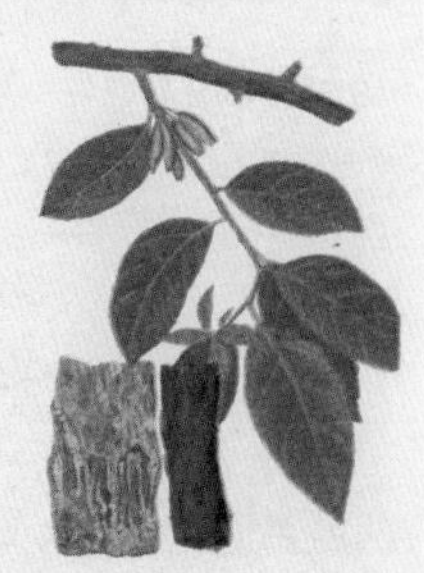

配方 杜仲25克，冬瓜300克，料酒10克，姜5克，葱10克，盐2克，鸡精2克，鸡油25克。

制作过程 ❶将杜仲除去粗皮，润透，切丝，用盐水炒焦；冬瓜去皮，洗净，切2厘米宽4厘米长的块；姜拍松，葱切段。❷将杜仲、冬瓜、料酒、姜、葱同放炖锅内，加水1800毫升，置武火上烧沸，再用文火煮35分钟，加入盐、鸡精、鸡油即成。

功效 补肝肾，利尿化痰，降低血压。适用于慢性肾炎，小便不利，高血压等症。

仙茅

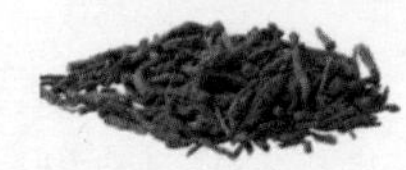

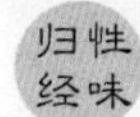

味辛，性热；有毒。归肾、肝、脾经。

功效主治

本品补肾阳，强筋骨，祛寒湿。主要适用于如下病症：

❶肾阳不足，命门火衰　❷肝肾亏虚，寒湿久痹　❸脾肾阳虚

用法用量

煎服，3~9克；亦可浸酒、入丸、散。外用适量。

注意事项

❶阴虚火旺者不宜使用。

❷本品有毒，过量服用可引起全身出冷汗，四肢厥逆、麻木，甚至昏迷等。

疗疾验方

治疗心肾不足，气逆虚喘

神秘散：仙茅15克（米泔水浸3宿，晒干，

炒），阿胶30克，园参0.3克，鸡内金1个，共研为末。每用6克，糯米汤调服。

治疗小儿疳积

土党参12克，仙茅2～4克，猪瘦肉60克。上物加水炖，服汤食肉。

治疗阳痿

仙茅、杏叶防风、淫羊藿根各30克，泡500毫升酒中。每次服药酒15克，每日2次。

仙茅羊腰汤

配方 仙茅、淫羊藿、枸杞子、薏苡仁、杜仲各20克，羊腰2个，姜、葱各10克，料酒6克，盐、味精、胡椒粉各3克，高汤800毫升。

制作过程 ❶将羊腰一切两半，去白色臊腺，洗净，切成3厘米见方的腰花；将前5味中药用清水煎煮成300毫升的汁液；姜拍松，葱切段。❷将羊腰花、药汁、姜、葱、料酒同放炖锅内，加入高汤和水500毫升，置大火上烧沸，再用小火炖30分钟，加入盐、味精、胡椒粉即成。

功效 补肾壮阳。适用于阳痿，早泄，遗精等症。

菟丝子

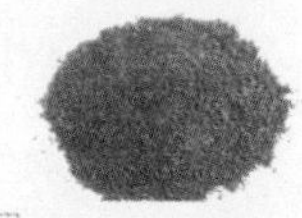

归经 性味

味甘，性温。归肝、肾、脾经。

功效主治

本品补肾固精，养肝明目，补脾止泻。主要适用于如下病症：

❶肾阳亏虚，失于摄固 ❷肝肾不足 ❸脾虚泄泻

用法用量

煎服，6～12克；或入丸、散。外用适量。

注意事项

阴虚火旺、大便燥结、小便短赤者不宜用。

疗疾验方

治疗白浊遗精（思虑太过，心肾虚损）

茯菟丸：菟丝子150克，白茯苓90克，石莲肉60克，共研为末，加酒制成丸，如梧桐子大。每服30～90丸，空腹以盐汤送下。

治疗粉刺

菟丝子1000克，捣碎取汁，涂面，20分钟后洗净。每周2次。

治疗肝伤目暗

菟丝子90克，酒浸3天，取出晾干，研为末，以鸡蛋清和药成丸，如梧桐子大。每服20丸，空腹以温酒送下。

菟丝子蒸肝羹

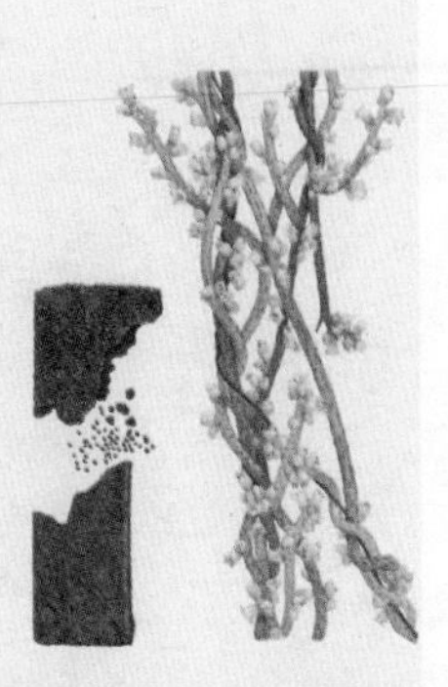

配方 菟丝子20克，猪肝500克，鸡蛋1个，盐4克，味精3克，料酒、白糖、酱油、姜、葱各适量。

制作过程 ❶将菟丝子炒香，研成细粉；猪肝洗净，去筋膜，切成4厘米长的薄片；姜切片，葱切段。❷将猪肝片放碗内，加入料酒、酱油、盐、味精、白糖、姜、葱，抓匀，腌渍1小时。❸将猪肝片捞起，放入蒸碗内，加入菟丝子粉，上武火大气蒸笼内，蒸30分钟即成。

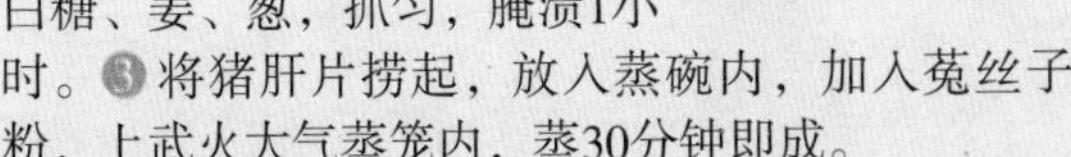

功效 补肝肾，益精髓，明眼目。适用于肝肾虚损，视物不清，腰膝酸软，遗精，消渴，尿有余沥，目暗等症。

补骨脂

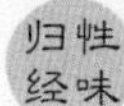

味辛、苦，性温。归肾、脾经。

功效主治

本品补肾助阳，固精缩尿，暖脾止泻，纳气平喘。主要适用于如下病症：

❶肾阳不足 ❷肾虚气喘 ❸脾肾阳虚

用法用量

煎服，6~9克；外用适量。盐炙补骨脂，可使挥发油含量降低，辛燥之性减弱。

注意事项

阴虚有热、大便燥结者忌用。

疗疾验方

治疗虚劳（五劳七伤）

补骨脂480克，酒浸1夜后晒干，加黑芝麻150克炒至芝麻炸响，去芝麻，只取补骨脂研为末，以醋煮面糊制成丸，如梧桐子大。每次服20~30丸，

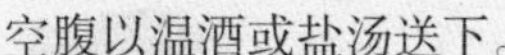

空腹以温酒或盐汤送下。

治疗扁平疣、斑秃、银屑病等

补骨脂300克，粉碎成粗粉，加适量75%乙醇浸渍，配成1000毫升，搅匀，擦洗患处，每日3次。

治疗脾肾虚泻

二神丸：补骨脂（炒）250克，肉豆蔻（生用）120克，共研为末，加枣肉泥做成丸，如梧桐子大。每次服50～70丸，空腹以米汤送下。

补骨脂炖乌鸡

配方 韭菜子20克，补骨脂15克，乌鸡1只（750克），料酒10克，盐4克，味精3克，胡椒粉3克，姜5克，葱10克，上汤2800毫升。

制作过程 ❶将前2味洗净，去泥沙；乌鸡宰杀后，去毛桩、内脏及爪；姜拍松，葱切段。❷将乌鸡、韭菜子、补骨脂、姜、葱、料酒同放炖锅内，加入上汤，置武火上烧沸，再用文火炖45分钟，加入盐、味精、胡椒粉即成。

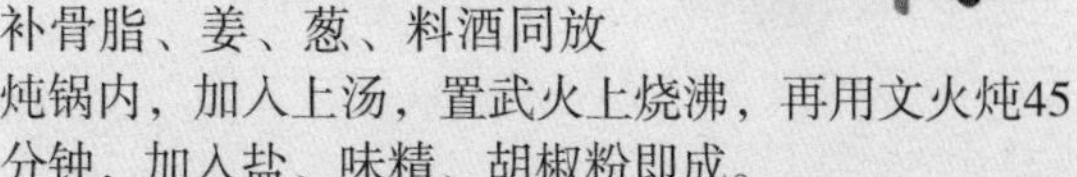

功效 补肾壮阳，滋阴补血。适用于肾阴阳不足，虚火妄动之强中症。

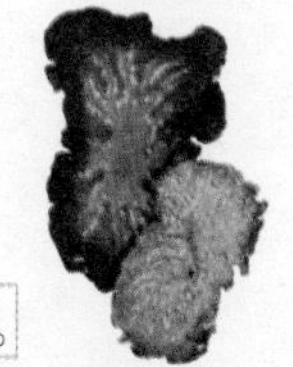

肉苁蓉

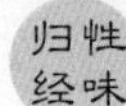

归性经味

味甘、咸，性温。归肾、大肠经。

功效主治

本品补肾阳，益精血，润肠通便。主要适用于如下病症：

❶肾阳不足，精血亏虚 ❷体虚便秘

用法用量

煎服，6～9克；单用大剂量煎服，可用至30克。

注意事项

❶本品性温助阳，又能滑肠，故阴虚火旺、便溏腹泻者忌服。

❷肠胃有实热之大便秘结者亦不宜用。

疗疾验方

治疗肾虚白浊

肉苁蓉、鹿茸、山药、白茯苓各等份，研为

末，加米糊做成丸，如梧桐子大，每服30丸，枣汤送下。

治疗老年人血枯便秘

单味肉苁蓉 30 克，水煎服，每日 1 剂，分 2 次服。

治疗肾虚便秘

肉苁蓉6克，沉香6克，火麻仁10克。水煎服，每日1剂，分2次服。

治疗破伤风（口噤，身强直）

肉苁蓉切片晒干，放入器皿中点燃以烟熏伤处，效果显著。

肉苁蓉蛤蜊鱼煲

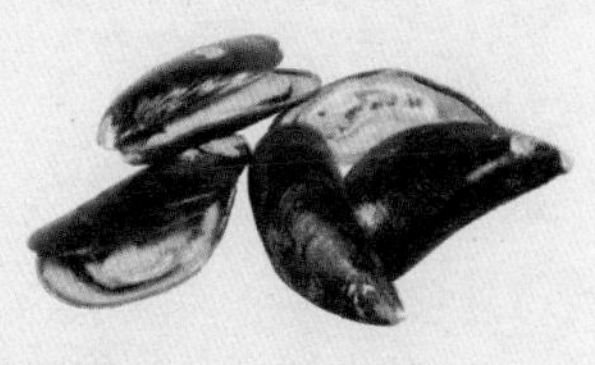

配方 肉苁蓉6克，石斑鱼500克，蛤蜊肉100克，鸡油50克，味精5克，鸡精5克，棒子骨汤2500毫升，姜5克，葱5克，盐5克。

制作过程 ❶将石斑鱼、蛤蜊肉、肉苁蓉洗净切片；姜切片，葱切节。❷将石斑鱼、蛤蜊肉、肉苁蓉、姜、鸡油、葱、调料放入煲内，加入棒子骨汤，置武火上烧沸，再用文火煲30分钟，调味，上桌，既可烫其他菜食用，又可直接佐餐。

功效 补肾益精，润燥滑肠。

【补阴药】

枸杞子

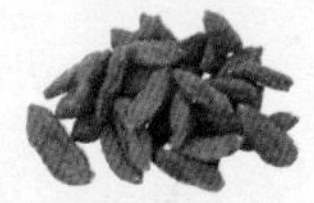

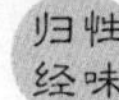

归性经味 味甘，性平。归肝、肾经。

功效主治

本品补益肝肾，益精明目。主要适用于如下病症：

❶肝肾阴虚 ❷肝肾不足，精血亏虚 ❸消渴

用法用量

煎服，5～10克；亦可熬膏、浸酒或入丸、散剂。

注意事项

本品性质平和，但外邪未尽、湿浊较甚、大便溏泄、实热尚盛者不宜用。

疗疾验方

治疗面部黑斑、疱疹

枸杞子、龙眼肉各100克，用井水1000毫升，入砂锅慢慢熬之，渐渐加水煮至枸杞子无味，去

渣，再用慢火熬成膏，取出，瓷罐收贮。不拘时频服，每次5～10克，用温酒10～15毫升送下。

治疗慢性萎缩性胃炎

枸杞子10克，空腹嚼服，每日2次。

治疗妊娠呕吐

枸杞子、黄芩各50克。置带盖瓷缸里，以沸水冲焗，待温时频频饮服，完后再以沸水焗。

枸杞炒鹌鹑

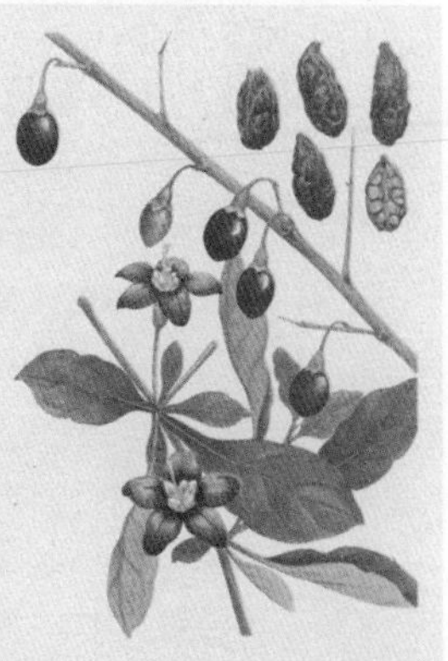

配方 鹌鹑2只，枸杞子20克，萝卜200克，姜5克，葱10克，料酒10克，醋10克，盐3克，鸡精3克，植物油35克。

制作过程 ❶鹌鹑宰杀，去毛桩、内脏及爪，洗净血水，切成长4厘米宽2厘米的块；枸杞子洗净，去果柄、杂质；萝卜洗净，切成长4厘米宽2厘米的块；姜切片，葱切段。❷将炒锅置武火上烧热，加入植物油，烧至六成热时，下入姜葱爆香，加入鹌鹑、料酒，炒变色，下入萝卜、枸杞子、盐、鸡精，炒熟即成。

功效 补肾气，壮腰膝，降血糖。

麦冬

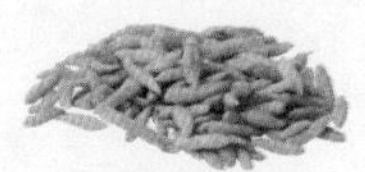

归性经味 味甘、微苦，性微寒。归心、肺、胃经。

功效主治

本品养阴润肺、益胃生津、清心除烦。主要适用于如下病症：

❶阴虚肺燥 ❷胃阴耗伤 ❸心阴不足

用法用量

煎服，6～20克；或入丸、散、饮剂。

注意事项

寒咳痰饮、脾虚便溏者忌用。

疗疾验方

治疗吐血、衄血不止

麦门冬饮：生麦冬汁、生小蓟汁、生地汁各40毫升，相和后，在锅内略温，调入伏龙肝末3克，饮服。

治疗咽喉炎

麦冬12克，半夏6克，北沙参9克，甘草3克，大枣10枚，粳米20克。水煎服。

治疗慢性胃炎

麦冬、党参、北沙参、玉竹、天花粉各9克。将上药共研成粗末，煎汤代茶饮。每服1剂，每日1次。

治疗乳头皲裂

麦冬50克，研末装瓶内备用。以生理盐水洗患处，取适量麦冬末，用食醋调成糊状，均匀敷于患处，每隔5小时换药1次，3日为1疗程。忌辛辣、哺乳。

麦冬烧豆腐

配方 麦冬20克，豆腐300克，料酒10克，盐4克，味精3克，姜5克，葱10克，植物油35克。

制作过程 ❶将麦冬用清水浸泡一夜，捶扁，取出内梗，洗净；豆腐洗净，切成2厘米见方的丁；姜切片，葱切段。❷将炒锅置武火上烧热，下入植物油，烧至六成热时，下入姜、葱爆香，随即下入麦冬、料酒、豆腐、盐、味精即成。

功效 滋阴清热，利尿，减肥，降压。

百合

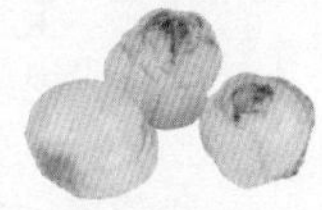

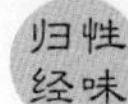

味甘，性微寒。归肺、心经。

功效主治

本品养阴清肺，润燥止咳，清心安神。主要适用于如下病症：

❶肺阴虚 ❷热病余热未清，气阴不足

用法用量

煎服，10～30克；或蒸食、煮粥食或拌蜜蒸食。外用捣敷。清心宜生用；润肺宜蜜炙用。

注意事项

外感风寒、风热咳嗽，脾胃虚寒便溏者不宜使用。

疗疾验方

治疗小儿百日咳

鸡胆1个，百合10克。将鸡胆焙干，与百合共研细末。1岁以内分3天服；1～2岁分2天服；3～6

岁1天服；7～10岁以上药量加倍，1天服完。每天量分3次内服。

治疗神经衰弱

百合30克，白芍、白薇、白芷各12克。水煎服，每日1剂。

治疗口干唇燥、颜面萎黄

百合15克，鸡蛋黄1个。水煎服，每次20毫升，每日3次。

治疗肺病吐血

用鲜百合捣汁，水送服。煮百合吃亦可。

百合粥

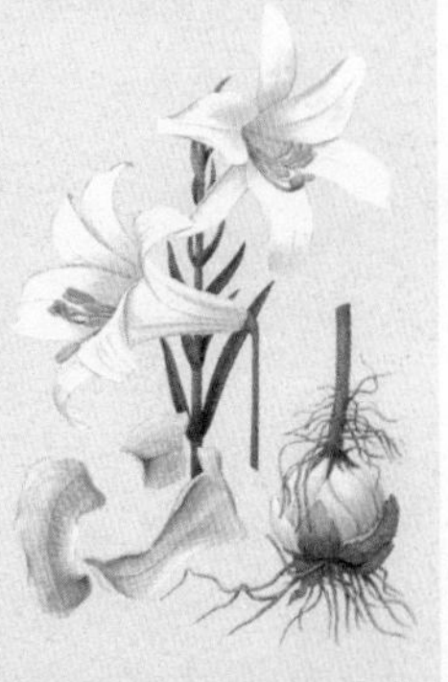

配方 百合60克，大米250克，白糖100克。

制作过程 ❶大米淘净放入锅内，再放入洗净的百合，加水适量。❷将锅置武火上烧沸，再改用文火煨熬，待百合与米烂熟时，加入白糖拌匀即成。❸每日食3～5次，吃百合喝粥。

功效 润肺止咳，清心安神。适用于肺痨久咳，咳痰唾血，虚烦惊悸，神志恍惚等症。

女贞子

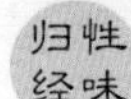

味甘、苦，性凉。归肝、肾经。

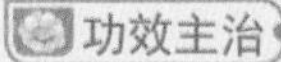

本品补益肝肾，乌须明目。主要适用于如下病症：

❶肝肾阴虚 ❷精血亏虚

用法用量

煎服，6～12克；或入丸剂。补肝肾制熟用。

注意事项

脾胃虚寒泄泻或脾虚便溏者忌服。

疗疾验方

治疗肝肾不足、头晕眼花

二至丸：女贞子（冬至日采，不拘多少，阴干，蜜酒拌蒸，过一夜，擦去皮，晒干为末，瓦瓶收贮），旱莲草（夏至日采，不拘多少）捣汁熬膏，与女贞子共合为丸。睡前及清晨各服1次，每次9克。

治疗神经衰弱

女贞子1000克，以1000毫升米酒浸之。每日酌量服。

治疗斑秃

女贞子500克，黑芝麻250克，熬膏。每次20毫升，温开水送服，每日2次。

女贞子炖乌龟

配方 女贞子10克，乌龟1只（500克），葱10克，料酒10克，生姜5克，精盐3克，味精2克，香油少许。

制作过程 ❶乌龟宰杀后去壳留龟板，去内脏及爪，剁成4块，洗净；女贞子洗净，去杂质；生姜切片，葱切段。❷将龟肉、女贞子、生姜、葱同放炖锅内，加水适量烧沸，再用小火炖45分钟，加入精盐、味精、香油即成。

功效 滋阴补血，强心利尿。

石斛

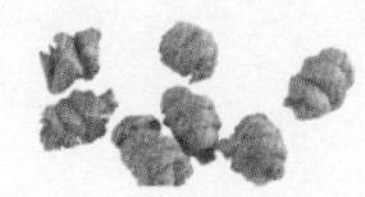

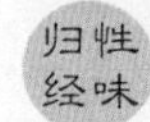

归性经味

味甘，性微寒。归胃、肾经。

功效主治

本品养阴清热，益胃生津。主要适用于如下病症：

①热病伤津 ②胃阴不足 ③肾虚目暗 ④肾虚骨痹 ⑤消渴

用法用量

煎服，10～15克，鲜品15～30克。干品入汤剂宜先煎。

注意事项

①本品性寒，具清润之性，故对脾虚便溏、邪热尚盛及湿浊未去者当慎用。

②若剂量过大，可发生惊厥等中毒反应。

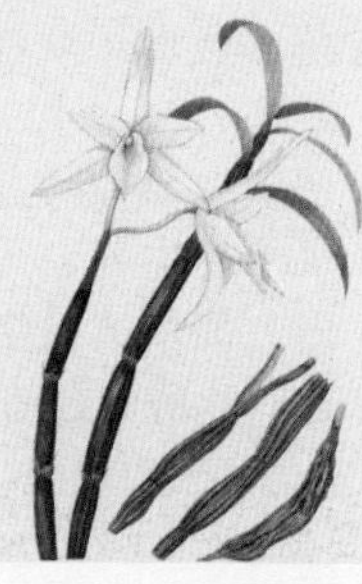

疗疾验方

治疗夜盲症

石斛散：石斛、仙灵脾各30克，苍术（米泔水浸，切，焙）15克。共研细末，每用6克，以米汤调服，每日2次。

治疗慢性胃炎

石斛12克，黄精、麦冬、糯稻根各9克。水煎服，每日1剂，分2次服。

石斛炒豆芽

配方 石斛20克，黄豆芽350克，大蒜10克，姜5克，葱10克，味精5克，白糖10克，盐5克，植物油50克。

制作过程 ❶将石斛洗净，放入锅内加水煮数分钟，滤取药液；大蒜去皮，切片；黄豆芽洗净，沥干水分；姜切片，葱切段。❷将炒锅置武火上烧热，加入植物油，烧至六成热时，下入姜、葱、蒜爆香，随即下入黄豆芽、药液、盐、酱油、味精，炒熟即成。

功效 益胃生津。适用于高血压、热病伤津、口干烦渴等症。

黄精

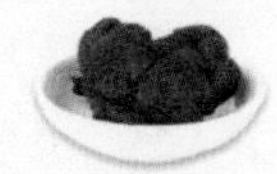

归经 性味

味甘，性平。归脾、肺、肾经。

功效主治

本品滋肾润肺，补脾益气。主要适用于如下病症：

❶阴虚肺燥 ❷肺肾阴虚久咳 ❸脾胃虚弱 ❹胃阴虚

用法用量

煎服，9～15克，最大量30克；亦可入丸、膏剂；或浸酒。外用适量，煎水外洗；或捣敷、涂搽。

注意事项

脾虚湿滞、咳嗽痰多者不宜。

疗疾验方

治疗脾胃虚弱，体倦乏力

黄精、枸杞子各等份，捣碎作饼，晒干研细，炼蜜调药成丸，如梧桐子大。每服50丸，开水送下。

治疗体癣、皮癣

黄精适量，捣碎，以乙醇浸1～2日，蒸馏去乙醇，加水3倍，沉淀，取滤液，蒸去其余乙醇，浓缩至稀糊状，直接涂于患处，每日2次。

治黑眼圈

黄精1000克，蔓荆子500克，上药共研细为散。每次6克，空腹以粥饮调下，中、晚饭后，用温水再调服。

黄精炒香菇

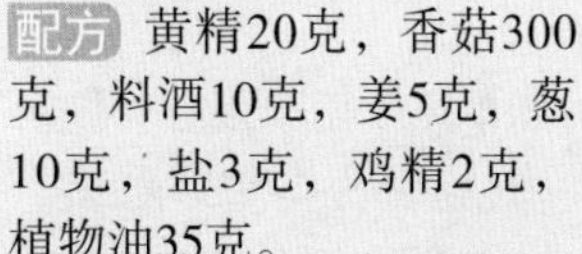

配方 黄精20克，香菇300克，料酒10克，姜5克，葱10克，盐3克，鸡精2克，植物油35克。

制作过程 ❶将黄精润透，切片；香菇洗净，切片；姜切片，葱切段。❷将炒锅置武火上烧热，加入植物油，烧至六成热时，下入姜、葱爆香，加入香菇、料酒、黄精炒熟，加入盐、鸡精即成。

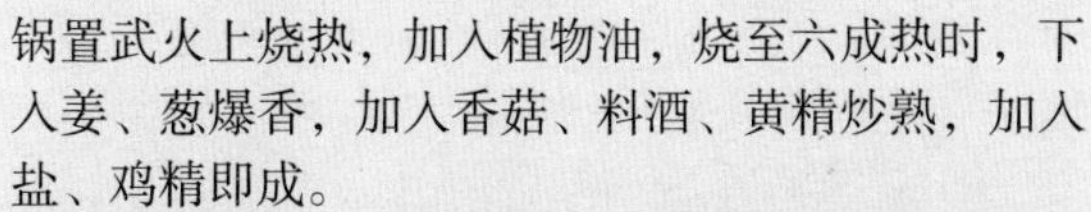

功效 补中益气，滋阴润肺。适用于体虚乏力、心悸气短、肺燥、干咳等症。

玉竹

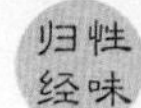

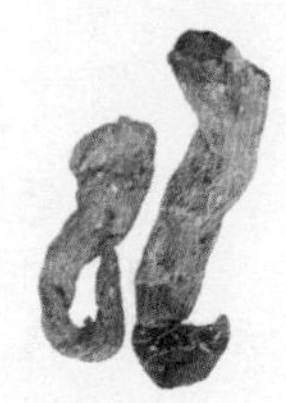

归性经味 味甘，性微寒。归胃、肺经。

功效主治

本品养阴润燥，生津止渴。主要适用于如下病症：

❶燥伤肺胃，阴津亏损 ❷热伤胃阴 ❸热伤心阴

用法用量

入煎剂，9～15克；如单用或用于强心，则可用至30克。

注意事项

脾胃虚弱、痰湿内蕴、中寒便溏者，均不宜服用。

疗疾验方

治疗眼花、赤痛昏暗

甘露汤：玉竹（焙）6克，薄荷2叶，生姜1片，蜜少许，水1盏，煎服，每日1剂。

第三章 解表常用药

凡以发散表邪，解除表证为主要作用的药物，称为『解表药』，又称『发表药』。

【发散风寒药】

防风

归性经味 味辛、甘，性微温。归膀胱、肝、脾经。

功效主治

本品发表散风，胜湿止痛，止痉止泻。主要适用于如下病症：

❶风寒感冒 ❷风寒湿痹 ❸破伤风 ❹肝郁侮脾

用法用量

煎汤，5～10克；或入丸、散。外用适量，煎水熏洗。一般生用，止泻炒用，止血炒炭用。

注意事项

本品主要用于外风，凡血虚发痉及阴虚火旺者慎用。

疗疾验方

治疗自汗

玉屏风散：防风、黄芪各30克，白术60克，姜3

片。加水适量煎服，每服9克。

治疗上呼吸道感染

防风、荆芥各12克，苍耳子、大枣各8克，生姜10克。水煎服。

治疗偏正头风（头痛经久不愈）

防风、白芷各等份，研为末，炼蜜为丸如弹子大。每次嚼1丸，以清茶送下。

治疗老人便秘

防风、枳壳（麸炒）各30克，甘草15克，共研为末。每次服6克，饭前以开水送下。

防风酒

配方 防风、当归、秦艽、肉桂、葛根各20克，麻黄15克，羌活、川芎各10克，白酒250毫升。

制作过程 ❶将前8味切碎，入布袋，置容器中，加入白酒，密封。❷浸泡7天后，过滤去渣即成。

功效 祛风通络，散寒除湿。适用于风痹，肢体关节酸痛，游走不定，关节屈伸不利等症。

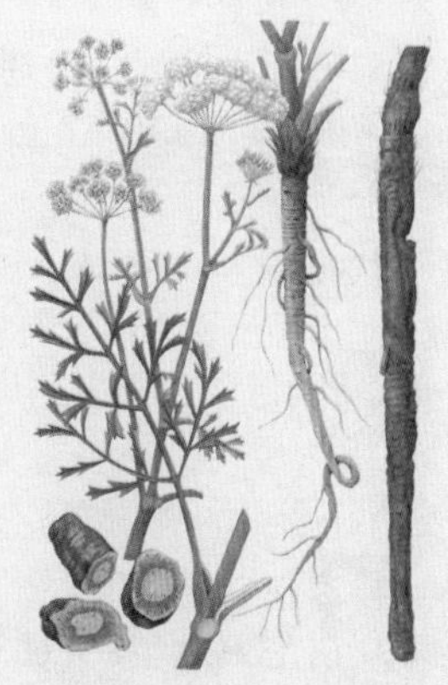

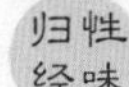

白芷

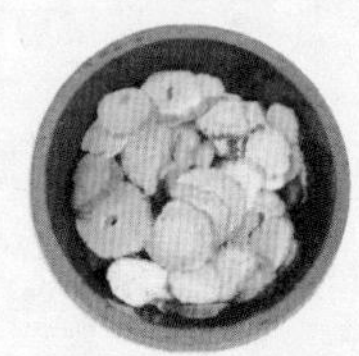

归性经味 味辛，性温。归肺、胃经。

功效主治

本品解表散风，通窍止痛，燥湿止带，消肿排脓。主要适用于如下病症：

❶风寒感冒 ❷头痛、鼻渊、齿痛等 ❸妇女寒湿带下 ❹痈肿疮疡初起

用法用量

可制成散剂、粉剂，外用者多，内服亦可。煎汤内服，3~10克；外用适量。

注意事项

本品温燥辛散，有耗气伤阴之弊，故凡阴虚火旺、肝阳上亢、肝肾阴虚者与温热性表证均忌用。

疗疾验方

治疗伤风流涕

白芷30克，荆芥穗3克，研细。每次服6克，茶

送下。

治疗偏正头风

白芷（炒）75克，川芎（炒）、甘草（炒）、川乌（半生半熟）各30克，共研为末。每服3克，以细茶、薄荷汤送下。

治疗风热牙痛

白芷3克，朱砂1.5克，共研为末，炼蜜为丸，如芡子大。常取以擦牙，有效。

白芷鲜藕汤

配方 白芷15克，鲜藕300克，料酒10克，香油20克，姜、葱、盐、味精各适量。

制作过程 ❶将白芷润透，切片；鲜藕去皮，洗净，切薄片；姜切片，葱切段。❷将鲜藕、白芷、姜、葱、料酒同放炖锅内，加水1800毫升，置武火上烧沸，再用文火炖35分钟，加入盐、味精、香油即成。

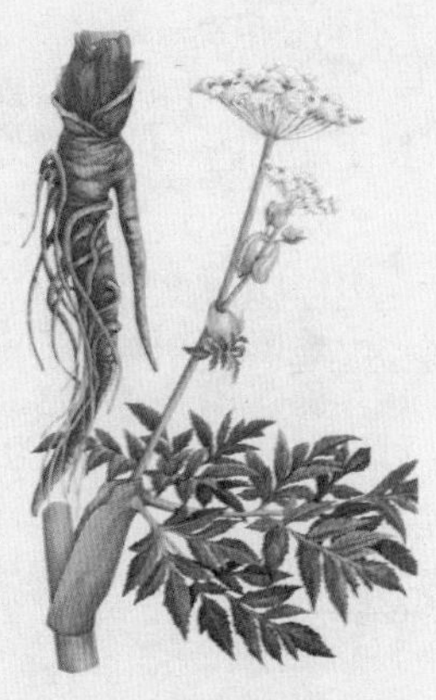

功效 生血，活血，养颜。

苍耳子

归性经味 味辛、苦，性温。有小毒。归肺经。

功效主治

本品散风除湿，通窍止痛。主要适用于如下病症：❶头痛 ❷风湿痹痛 ❸皮肤湿疹、瘙痒

用法用量

煎服，3~10克。本品宜炒后碾去刺用，不仅便于配方，又利于有效成分煎出，并可降低毒性。

注意事项

❶血虚头痛不宜用。

❷苍耳子有一定毒性，成人服用量超过100克可致中毒，主要症状为头晕、嗜睡、昏迷、全身强直性痉挛等。

疗疾验方

治疗扁平疣

苍耳子10克，浸入75%乙醇50毫升内，密封7日。用棉球蘸药液涂患处，每日数次。

细辛

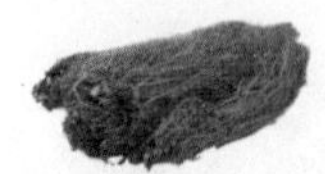

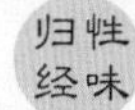

味辛，性温。有小毒。归肺、肾、心经。

功效主治

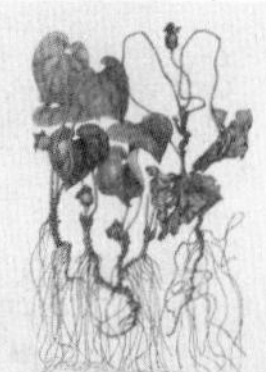

本品祛风散寒，通窍止痛，温肺化饮。主要适用于如下病症：

❶外感风寒 ❷阳虚外感 ❸鼻渊，头痛，牙痛 ❹风湿痹痛 ❺寒饮伏肺

用法用量

煎服，1～3克。散剂每次服0.5～1克。

注意事项

❶热盛及阴血不足者忌用。

❷细辛有小毒，应用时请严格按照规定确定用量。

疗疾验方

治疗口舌生疮

细辛、黄连各等份，共研为末，搽患处，漱去涎汁。治小儿口疮，可用醋调细辛末贴敷于肚脐处。

生姜

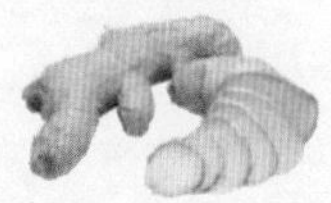

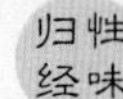

味辛，性温。归肺、脾、胃经。

功效主治

本品发汗解表，温中止呕，温肺止咳。有“呕家圣药”之称。主要适用于如下病症：

❶风寒感冒之表实轻证 ❷呕吐 ❸风寒客肺

用法用量

煎服，3～10克；急救昏厥捣汁服，可用10～20克。生姜汁长于止呕和昏厥急救，宜用于呕吐重证及昏厥者，冲服或鼻饲，每次3～10滴。煨姜专于温中止呕，多用于胃寒呕吐。

注意事项

本品辛温，阴虚内热及热盛之证忌用。

疗疾验方

治疗噎膈

姜附散：香附480克，生姜1440克。生姜捣汁，浸香附一宿，晒干再浸，再晒，以姜汁尽为度。为末，每服6克，米饮调下。

治疗痛经

姜黄散：生姜（切）120克，生地（切）240克。为散。每服3克，温酒调下，不拘时候。

治疗腰部扭伤

生姜汁加入适量大黄粉，调成软膏，平摊扭伤处，覆盖油纸或塑料布，再盖纱布固定。12～24小时未愈可再敷。

生姜羊肉粥

配方 生姜20克，羊肉100克，粳米100克，料酒10克，盐3克。

制作过程 ❶将生姜洗净切片；羊肉洗净，用沸水氽血水，切2厘米见方的块；粳米淘洗干净。❷将粳米、生姜、料酒、羊肉同放铝锅内，加水适量，置武火上烧沸，再用文火煮成粥，加入盐搅匀即成。

功效 暖脾胃，散风寒，增食欲。对胃酸过少、脾胃虚寒、食欲不振者尤佳。

荆芥

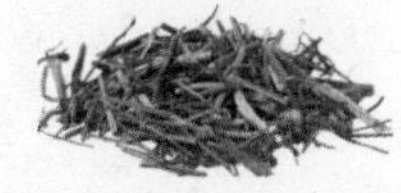

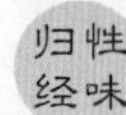

味辛，性微温。归肺、肝经。

功效主治

本品发表散风，透疹消疮，炒炭止血。主要适用于如下病症：

❶外感表证 ❷疮疡初起 ❸麻疹初期透发不畅及风疹、湿疹瘙痒 ❹出血证及产后血晕

用法用量

3～10克。发表宜生用，止血宜炒炭。荆芥穗的辛散之性强于荆芥，其用量可稍轻。

注意事项

❶本品属温散祛邪之品，故表虚自汗及阴虚火旺者当忌用。

❷因其有效成分主要为挥发油，因此不宜久煎。

❸服药期间应忌食虾、蟹、驴肉等腥膻食物。

❹服药后如有过敏应立即停药，必要时进行抗过敏治疗。

疗疾验方

治疗尿血

荆芥、砂仁各等份。共研为末，每服9克，糯米饮送下，每日3次。

治疗眼疾

何首乌丸：何首乌、荆芥、甘草各等份。共研为细末，用砂糖和为丸，如弹子大。每服1丸，食后薄荷茶调下。

荆芥粥

配方 荆芥穗30克，薄荷30克，豆豉30克，粳米50克。

制作过程 ❶将荆芥穗、薄荷洗净，一同和豆豉放入锅内，加水适量，置武火上烧沸，再用文火熬煮15分钟，去渣留汁。❷将粳米淘洗干净，放入锅内，加入药汁，置武火上烧沸，再用文火煮熟即成。

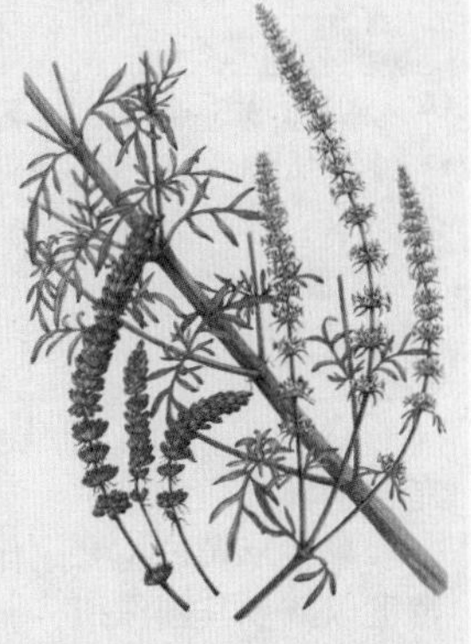

功效 散风，理血，通络。适用于口眼㖞斜、言语蹇涩等症。

麻黄

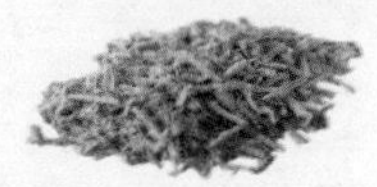

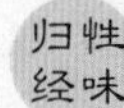

归性经味：味辛、微苦，性温。归肺、膀胱经。

功效主治

本品发汗解表，宣肺平喘，利水消肿。主要适用于如下病症：

❶外感风寒　❷咳喘　❸水肿

用法用量

煎服，3～10克。本品生用发汗力较强，宜用于外有风寒之证；蜜炙麻黄长于平喘，尤宜用于喘咳而不宜发汗之证。

注意事项

❶表虚自汗、气虚喘咳、脾虚水肿、肝阳上亢、阳虚火旺者忌用。

❷生麻黄的主要副作用是多汗、心慌，蜜炙麻黄可以减少其副作用。

❸麻黄在复方中，毒素作用可以得到缓和，但用量也须注意。

疗疾验方

治疗黄疸

麻黄醇酒汤：麻黄90克，以醇酒5000毫升，煮取1500毫升。尽服之，温覆，汗出即愈。冬月寒时用清酒，春月宜用水。适应证：伤寒热出，表发黄疸。

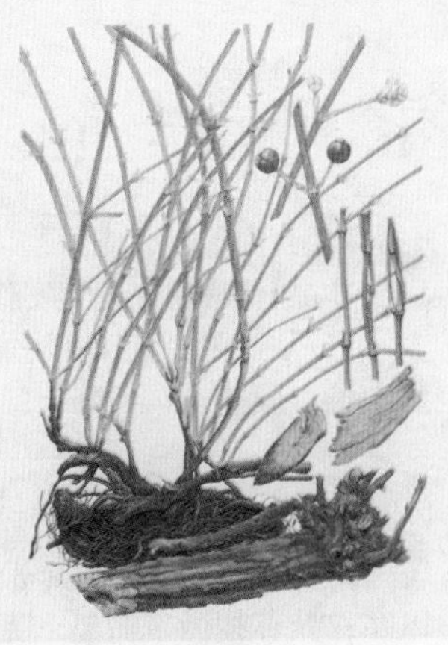

治疗顽癣

麻黄15克。上药加清水一小碗，武火煎沸5分钟，温服。每日2次，连服10剂。

葛根麻黄饮

配方 葛根10克，麻黄10克，白芍15克，桂枝9克，生姜15克，甘草5克，大枣3粒，白糖20克。

制作过程 ❶将前7味药物装入炖杯内，加水适量，煎煮25分钟，去渣留汁。❷在药汁中加入白糖搅匀即成。

功效 清热解毒，止痢止痛。对有恶寒、发热、下痢肠炎患者尤佳。

紫苏

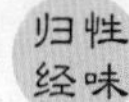

味辛，性温。归肺、脾经。

功效主治

本品解表和中，行气安胎。主要适用于如下病症：

❶风寒感冒 ❷妊娠恶阻呕吐及胎动不安 ❸鱼蟹中毒、腹痛吐泻

用法用量

煎服，3～10克。紫苏叶辛温发散，宜于外感风寒；紫苏梗微辛微温，无发汗解表作用，其行气作用亦较紫苏叶和缓，宜于气滞轻证及胎动不安。

注意事项

温病及气弱表虚者忌服。

疗疾验方

治疗呕吐

生紫苏15克，川黄连6克。水煎服。每日1剂，分2次服。

治疗风寒感冒

生紫苏9克，生姜3片，葱白2根。加水煎汤热服。每日1剂，顿服。

治疗寻常疣

以鲜紫苏叶外擦患处，每日1次，每次10～15分钟。

山楂紫苏粥

配方 山楂10克，紫苏20克，粳米100克。

制作过程 ❶将紫苏去杂质洗净；山楂洗净；粳米淘洗干净。❷将山楂、粳米、紫苏同放锅内，加水800毫升，置武火上烧沸，再用文火煮35分钟即成。

功效 健脾胃，美容颜，减肥，祛瘀。适用于冠心病患者。

枸杞紫苏粥

配方 枸杞子15克，紫苏20克，粳米100克。20克，粳米100克。

制作过程 ❶将紫苏去杂质洗净；粳米淘洗干净；枸杞子洗净。❷将粳米、紫苏同放锅内，加水800毫升，置武火上烧沸，再用文火煮35分钟，加入枸杞子即成。

功效 健脾胃，美容颜，减肥。

【发散风热药】

柴胡

归经性味 味苦，性微寒。归肝、胆经。

功效主治

本品和解退热，疏肝解郁，升举阳气。主要适用于如下病症：

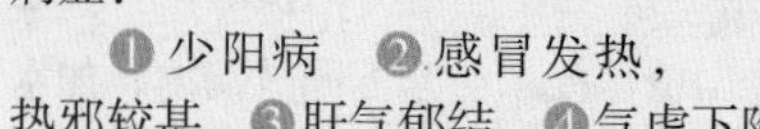

❶少阳病 ❷感冒发热，热邪较甚 ❸肝气郁结 ❹气虚下陷

用法用量

煎服，3～9克。和解退热宜生用，疏解肝郁宜醋炙，骨蒸劳热当用鳖血拌炒。

注意事项

❶本品性能升发，故真阴亏损，肝阳上升之证忌用。

❷大叶柴胡有毒，不可作柴胡用。

❸注意与银柴胡区别使用。

疗疾验方

治疗积热下痢

柴胡、黄芩各等份，用酒、水各半煎至七成，待冷却后空腹服下。

治疗耳聋

柴胡500克，香附、川芎各250克。上药共研细末，制成水丸。早晚各服5克，10日为1个疗程。

治疗湿热黄疸

柴胡30克、甘草7.5克、白茅根一小把，加水一碗，煎取七成，适当分次服完。

柴胡煮冬瓜

配方 柴胡30克，冬瓜300克，姜、葱、盐、鸡精、鸡油各适量。

制作过程 ❶将柴胡用水煎取50毫升药液；冬瓜洗净，去皮，切4厘米长2厘米宽的块；姜切片，葱切段。❷将柴胡药液、冬瓜同放锅内，加入料酒、姜、葱、水800毫升，置武火上烧沸，文火煮35分钟，加入盐、鸡精、鸡油即成。

功效 疏风退热，疏肝解郁。适用于阴虚发热，肝气郁结，咳嗽等症。

薄荷

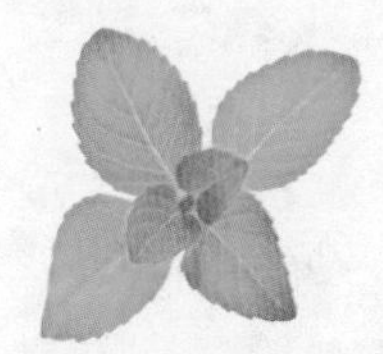

归性经味　味辛，性凉。归肺、肝经。

功效主治

本品疏散风热，清利头目，利咽，透疹，疏肝解郁。主要适用于如下病症：

❶外感风热表证　❷麻疹不透或风热所致的风疹、痒疹　❸肝郁化火

用法用量

煎服，3~6克，本品芳香之气较浓，宜后下。外用适量。薄荷叶发汗解表之力较强，其梗作用缓和，多用于行气和中。

注意事项

本品芳香辛散，发汗耗气，故表虚自汗、阴虚发热者忌用。

疗疾验方

治疗鼻血不止

薄荷汁滴入鼻中，或以干薄荷煎水，以棉球

裹汁塞鼻。

治疗痤疮

薄荷5克、丹参20克，制成溶剂。洗脸后，将药涂于患处，每日3次。

治疗瘰疬

新薄荷480克、皂荚1个（水浸去皮），捣烂取汁，置于器皿内熬成膏，加黑牵牛（半生半炒）60克、连翘末15克、皂荚仁45克，一起捣烂调匀制丸，如梧桐子大。每服30丸，煎连翘汤送下。

薄荷粥

配方 鲜薄荷30克，粳米100克。

制作过程 ❶将薄荷洗净，放入锅内，加水适量，煎熬5～10分钟，去渣留汁。❷将粳米淘洗干净，加入盛有薄荷汁的锅中，加入清水适量，置武火上烧沸，再用文火熬至熟即成。

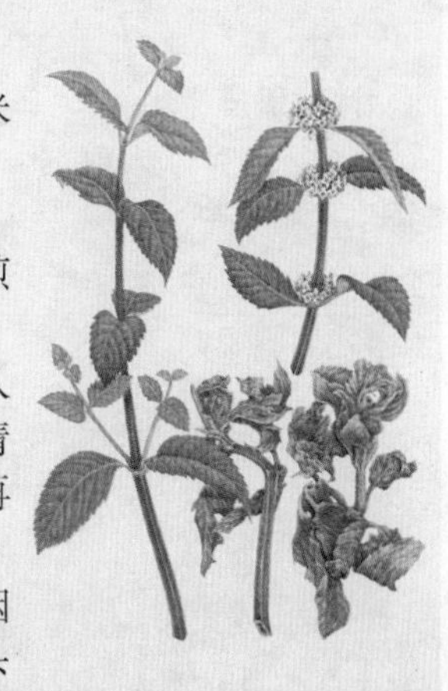

功效 清热解暑，清利咽喉。适用于风热感冒，头痛目赤，咽喉肿痛，骨质疏松等症。

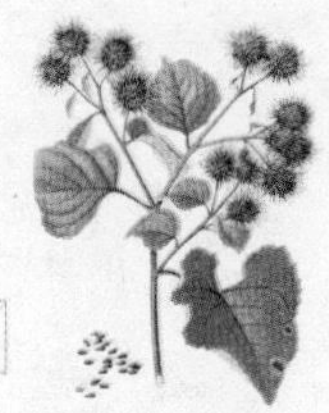

牛蒡子

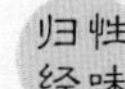

味辛、苦，性寒。归肺、胃经。

功效主治

本品疏散风热，透疹利咽，解毒散肿。主要适用于如下病症：

❶外感风热或温病初起 ❷麻疹初起疹出不畅或风疹等 ❸咽喉红肿疼痛

用法用量

6～12克。入煎剂，或入丸散剂。炒用寒性略减。

注意事项

本品性寒滑利，气虚便溏者忌用。

疗疾验方

治疗水肿

牛蒡子60克微炒，研为细末。每服6克，温水调下，每日3～4次。

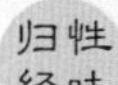

蝉蜕

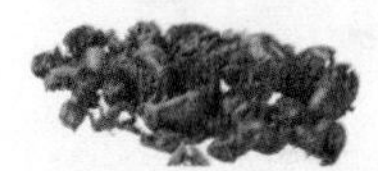

归性经味 味甘，性寒。归肺、肝经。

功效主治

本品疏散风热，透疹止痒，明目退翳，止痉。主要适用于如下病症：

❶风热表证及温病卫分证 ❷风邪外郁所致的皮肤瘙痒 ❸目赤翳障 ❹麻疹初起，疹出不透 ❺肝风内动，痉挛抽搐

用法用量

煎服，3～6克，或单味研末冲服。一般病症用量宜小，止痉则需大量。

疗疾验方

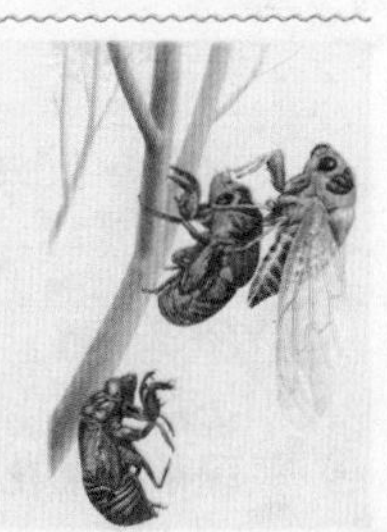

治疗脱肛

蝉蜕晒干研极细末，敷患处。

治疗小儿高热

蝉蜕、夏枯草各9克，煎汤代茶饮。

菊花

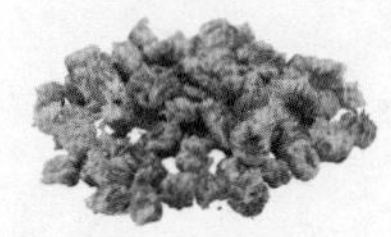

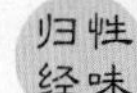

味甘、苦，性微寒。归肺、肝经。

功效主治

本品疏散风热，平肝明目，清热解毒。主要适用于如下病症：

❶外感风热 ❷肝经风热 ❸肝阳上亢 ❹肝肾精血不足

用法用量

煎服，5～9克；可单味泡服，代茶饮；或入丸、散剂。白菊花味多甘，清肝明目功效较好；黄菊花味多苦，疏风清热之力较强；野菊花则用以清热解毒。

注意事项

凡阳虚或头痛而恶寒者，均忌用。

疗疾验方

治疗眩晕

绿茶、菊花、槐花各3克。上3味放入杯中，沸水冲泡，频频饮用，每日数次。

治疗风热头痛

用菊花、石膏、川芎各9克，共研为末。每次服4.5克，茶调下。

治疗膝风痛

用菊花、陈艾叶制作成护膝，敷在膝部，长期应用有效。

菊花香菇炒墨鱼

配方 鲜菊花50克，香菇30克，墨鱼100克，姜5克，葱10克，盐5克，鸡汤400毫升，植物油50克。

制作过程 ①鲜菊花洗净，去杂质；香菇发透，去根蒂，一切两半；墨鱼洗净，切3厘米见方的块；姜切丝，葱切段。②把炒锅置武火上，加植物油，烧至六成热时，加入姜、葱爆香，下入墨鱼块、香菇、菊花、盐、鸡汤，用文火煲10分钟即成。

功效 疏风清热，明目降压。

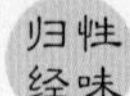

葛根

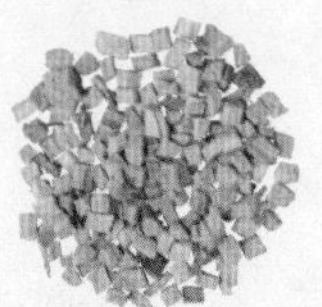

归性经味 味甘、辛，性凉。归脾、胃经。

功效主治

本品解肌退热，透发麻疹，生津止渴，升阳止泻。主要适用于如下病症：

❶ 外感表证兼项背强痛 ❷ 麻疹透发不畅 ❸泄泻 ❹热病口渴，消渴

用法用量

煎服，9～15克。退热生津宜生用，升阳止泻宜煨用。

注意事项

表虚多汗、斑疹已透者不宜服。

疗疾验方

治疗糖尿病

糖尿病伴泄泻、口渴者，可用葛根20克、白术12克水煎服。

防止醉酒

葛根50克。水煎，取汁100毫升，饮酒前服。

治疗足癣

葛根、白矾、千里光各等份。上药烘干，研为细末，分袋包装，每袋40克，密封。每次1袋，倒入盆中，加温水约3000毫升混匀，每晚浸脚20分钟。7日为1个疗程。用药期间不用其他药物。

治疗热毒下血

生葛根480克，捣汁200毫升，加入藕汁200毫升，调匀服下。

葛根粉粥

配方 葛根粉30克，粳米60克。

制作过程 ❶将葛根洗净切片，加水磨成浆，取淀粉晒干。❷将粳米淘洗干净，放入锅内，加水适量，用武火烧沸，再用文火煮至半熟，加入葛根粉，继续煮熟即成。

功效 清热，生津，降血压。适用于高血压，冠心病，糖尿病，口干烦渴，骨质疏松等症。

桑叶

归经 性味

味苦、甘，性寒。归肺、肝经。

功效主治

本品疏散风热，清肺润燥，平肝明目。主要适用于如下病症：

❶外感风热 ❷燥热伤肺 ❸肝经实热 ❹肝阴不足 ❺血热吐血之轻证

用法用量

煎服，5~9克。蜜炙能增强润肺止咳作用，宜用于肺燥咳嗽证。

注意事项

桑叶药性平和，但风寒感冒、口淡、咳嗽痰稀白者不宜服用。

疗疾验方

治疗高血压眩晕

霜桑叶30克，黄菊花10克。洗净入砂锅，加水适量，文火煎煮，去渣取汁。口服，每日2次。

治疗盗汗不止

桑叶10克，研末，开水冲服。

治疗咳嗽

桑叶9克，杏仁9克，菊花6克，梨皮15克，冰糖10克。前4味洗净，煎水去渣，加入冰糖，代茶饮。

治疗神经衰弱

桑叶、核桃仁、黑芝麻各30克。上药共捣泥为丸，每丸重9克。每服1丸，每日2次。

桑叶丝瓜花饮

配方 桑叶20克，丝瓜花10克。

制作过程 ❶将桑叶、丝瓜花洗净，放入茶盅内，加开水冲泡，盖上盖，浸泡几分钟即可。❷服用时，拣去桑叶、丝瓜花不用，趁热饮用，每日3次。

功效 清肺平喘，降血糖。

适用于肺热型支气管炎（咳吐黄痰，喘息，胸痛，口燥），糖尿病等症。

升麻

归经性味 味辛、甘，性微寒。归肺、脾、大肠、胃经。

功效主治

本品发表透疹，清热解毒，升举阳气。主要适用于如下病症：

❶外感风热 ❷热毒 ❸气虚下陷

用法用量

3～9克，水煎服。解毒透疹宜生用。

注意事项

❶本品具升浮之性，凡阴虚阳浮、喘满气逆及麻疹已透者，均当忌用。

❷本品对消化道有一定刺激性，应适量应用，过量还可引起眩晕。

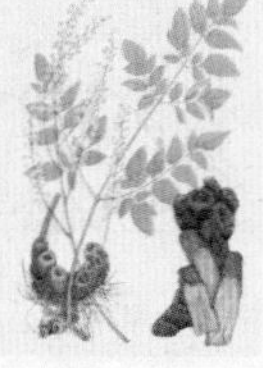

疗疾验方

治疗胃热牙痛

用升麻煎汤，热漱并咽下。亦可加生地。

第四章 清热常用药

凡以清泻里热为主要功效，常用以治疗里热证的药物，称为『清热药』。

【清热泻火药】

决明子

归性经味 味苦、甘、咸，性微寒。归肝、大肠经。

功效主治

本品清肝明目，润肠通便。主要适用于如下病症：

❶目赤目暗 ❷肠燥便秘

用法用量

煎汤，9～15克，大剂量可用至30克；或研末；或泡茶饮。外用适量，研末调敷。

注意事项

虚寒证，尤其是脾虚便溏者忌用。

疗疾验方

治疗夜盲症

决明子200克、地肤子150克，共研为末，加米汤做成丸，如梧桐子大。每服20～30丸，米汤送下。

知母

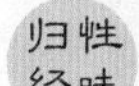

味苦、甘，性寒。归肺、胃、肾经。

功效主治

本品清热泻火，滋阴润燥，生津止渴。主要适用于如下病症：

❶温病邪热亢盛 ❷肺热咳嗽 ❸阴虚发热 ❹内热伤津之消渴证 ❺肠燥便秘

用法用量

煎服，6～12克。清热泻火宜生用，滋阴降火宜盐水炙用。

注意事项

本品为寒凉滋润之品，易伤胃滑肠，故脾胃虚寒、大便溏泄、肾阳亏虚者忌用。

疗疾验方

治疗咳嗽、发热、盗汗

二母散：知母 12 克，贝母 10 克。水煎服，或研末分 4 次服。每日服 2 次。

栀子

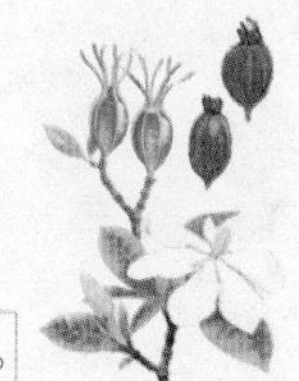

归经 性味 味苦，性寒。归心、肺、三焦经。

功效主治

本品泻火除烦，清热利湿，凉血解毒，消肿止痛。主要适用于如下病症：

❶热病 ❷湿热黄疸 ❸膀胱湿热所致热淋 ❹血热出血 ❺热毒疮痈

用法用量

6～9克，清热除烦、清利湿热宜生用，凉血止血宜炒炭。外用适量，研细末，调敷患处。

注意事项

❶虚寒证不宜。

❷本品苦寒伤胃，脾虚便溏者尤应忌用。

疗疾验方

治疗便血

用栀子仁适量烧灰，水送服1匙。

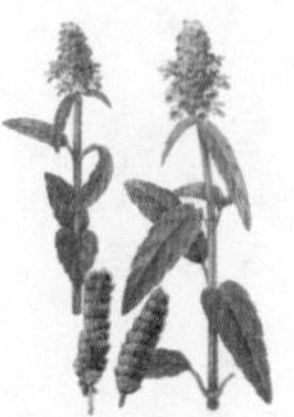

夏枯草

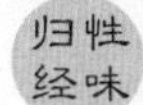

味苦、辛，性寒。归肝、胆经。

功效主治

本品清肝火，平肝阳，散郁结，降血压，消肿。主要适用于如下病症：

❶肝火上炎 ❷肝阴不足 ❸肝郁化火，痰火郁结

用法用量

煎服，9～15克；或熬膏服。外用适量。

注意事项

❶脾胃虚弱者慎用。

❷单用本药，个别人可引起过敏反应。

疗疾验方

治疗各种淋巴结结核

夏枯草汤：夏枯草180克，水煎服。如属虚甚者，可煎浓膏服，并外涂患处。

天花粉

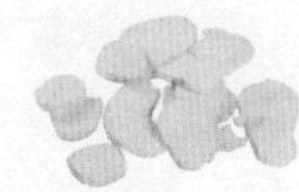

归性经味 味微苦、甘，性微寒。归肺、胃经。

功效主治

本品清热生津，清肺润燥，解毒消痈。主要适用于如下病症：

❶热病伤津，消渴 ❷肺热燥咳 ❸疮疡肿痛

用法用量

0～15克，入煎剂或丸、散剂。

注意事项

❶不宜与附子、乌头同服。

❷脾胃虚寒、大便滑泻者忌用。

疗疾验方

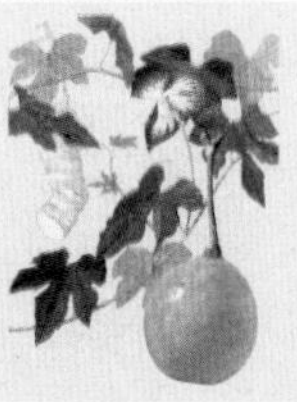

治疗糖尿病

天花粉10克，西瓜皮、冬瓜皮各15克。上药同入砂锅，加水适量，文火煎煮，去渣取汁。口服，每日2～3次。

石膏

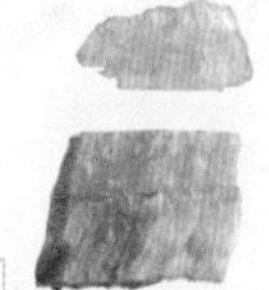

归性经味　味辛、甘，性大寒。归肺、胃经。

功效主治

本品清热泻火，除烦止渴，收敛生肌。主要适用于如下病症：

❶阳明实热表证　❷胃火亢盛　❸肺热咳喘　❹疮疡、湿疹、烧伤

用法用量

煎服，15~60克，宜打碎先煎。内服宜生用；外用多火煅研末，亦可生用。

注意事项

本品性大寒，脾胃虚寒及血虚、阴虚发热者忌服。

疗疾验方

治疗烧烫伤

用石膏粉敷于患处，有显效。

【清热凉血药】

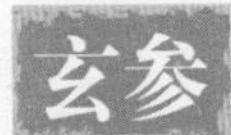

归经 性味　味苦、甘、咸，性寒。归肺、胃、肾经。

功效主治

本品清热凉血，滋阴解毒。主要适用于如下病症：

❶温热病　❷咽喉肿痛　❸瘰疬痰核　❹脱疽

用法用量

煎服，9～15克。

注意事项

❶本品反藜芦。

❷虚寒证不宜，脾虚便溏者尤应忌用。

疗疾验方

治疗鼻中生疮

用玄参末涂搽患处，或把玄参在水中泡软后塞入鼻中。

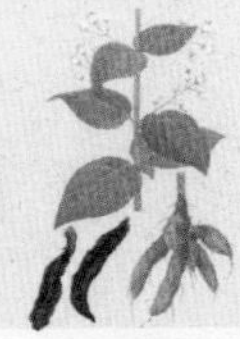

牡丹皮

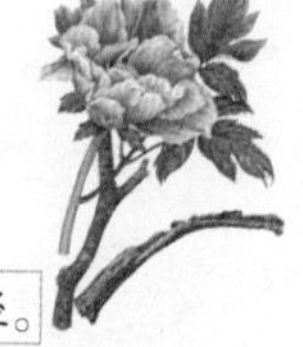

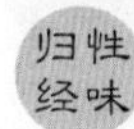

味苦、辛，性微寒。归心、肝、肾经。

功效主治

本品清热凉血，活血散瘀。主要适用于如下病症：

❶热入血分 ❷热病后期 ❸血瘀经闭、痛经、跌打损伤等 ❹肠痈初期未成脓者

用法用量

6～12克。一般生用，出血证可用丹皮炭。

注意事项

脾胃虚寒、妊娠及月经过多者不宜用。

疗疾验方

治疗肠痈

大黄丹皮汤：牡丹皮、大黄各10克，桃仁15克，冬瓜子30克，芒硝10克，水煎服。适用于阑尾炎以及腹腔的其他化脓性疾病。

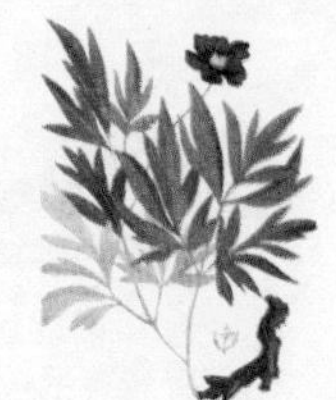

赤芍

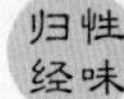

味苦，性微寒。归肝经。

功效主治

本方清热凉血，散瘀止痛。主要适用于如下病症：

❶温热病 ❷女子气血瘀滞 ❸跌打损伤所致的瘀滞肿痛 ❹疮痈肿毒

用法用量

煎服，6～12克。寒凝血瘀者可酒炙用。

注意事项

❶本品反藜芦。

❷月经过多、血虚无瘀、妊娠等均忌用。

疗疾验方

治疗赤痢、腹痛

赤芍散：赤芍15克，黄柏10克，水煎服。

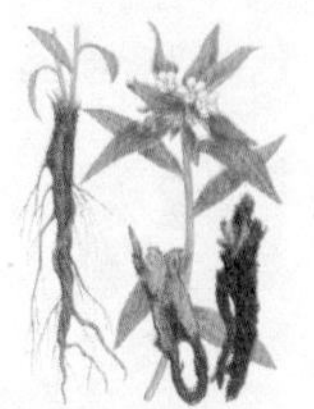

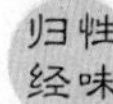

紫草

归性经味 味甘、咸，性寒。归心、肝经。

功效主治

本品活血凉血，解毒透疹。主要适用于如下病症：

❶温毒发斑，血热毒盛 ❷麻疹紫暗，疹出不畅，兼咽喉肿痛 ❸痈疽疮疡，湿疹阴痒，水火烫伤

用法用量

煎服，5~9克。外用适量，熬膏或用油浸泡涂擦。

注意事项

本品有轻泻作用，脾虚便溏者忌用。

疗疾验方

预防麻疹

麻疹流行期间，可用紫草10克，甘草3克，水煎服。每日1次，连服3~7日。

【清热燥湿药】

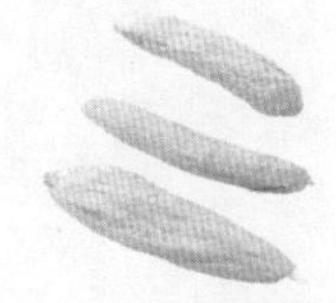

黄芩

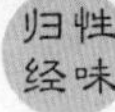

归经性味 味苦，性寒。归肺、脾、胆、大肠、小肠经。

功效主治

本品清热燥湿，泻火解毒，凉血止血，除热安胎。主要适用于如下病症：

❶肺热咳嗽 ❷湿热下痢 ❸胎热 ❹血热出血

用法用量

3~9克。水煎服，或入丸、散剂。清热用生黄芩，安胎用炒黄芩，清上焦热用酒黄芩，止血用黄芩炭。

注意事项

黄芩苦寒伤胃，故脾胃虚寒者、孕妇胎寒者均不宜使用。

疗疾验方

预防猩红热

在猩红热流行期间，用黄芩9克，水煎服。每日1剂，分2～3次服，连服3日。

治疗丹毒

黄芩100克，研成细末，用水调和，敷患处。每日数次。

治疗吐血、鼻血、下血

黄芩30克研末，每取9克加水1碗，煎取六成，和渣一起温服。

安胎清热

黄芩、白术各等份，共研为末，调米汤做成丸，如梧桐子大。每服50丸，开水送下。

黄芩蒸猪腰

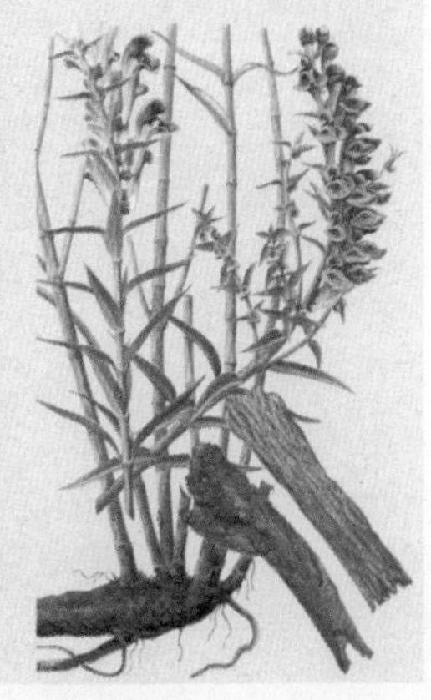

配方 猪腰2个，黄芩12克，调料适量。

制作过程 ❶将猪腰切开去筋膜，洗去血水切成片，放入清水中浸泡30分钟。❷将猪腰与黄芩共置瓷器内，酌加调料，隔水用旺火蒸至猪腰熟透，去黄芩，分2次食用，5日为1疗程。

功效 补肾清热，安胎。适用于血热之先兆流产。

黄连

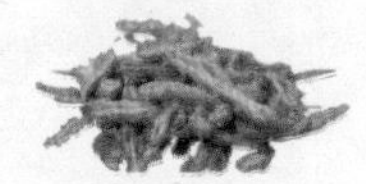

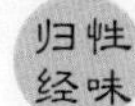

归经 性味 味苦，性寒。归心、肝、脾、胃、胆、大肠经。

功效主治

本品清热燥湿，泻火解毒。主要适用于如下病症：

❶湿热呕吐、痢疾 ❷温热病 ❸心火亢盛 ❹各种热毒证

用法用量

2～5克。水煎服，或入丸、散剂。本品炒用能降低寒性，姜汁炙用清胃止呕，酒炙清上焦火，猪胆汁炒泻肝胆实火。外用适量。

注意事项

本品大苦大寒，过量或服用较久，易致败胃。故凡胃寒呕吐、脾虚泄泻、阴虚烦热者均忌用。如必须用时应适当配伍。

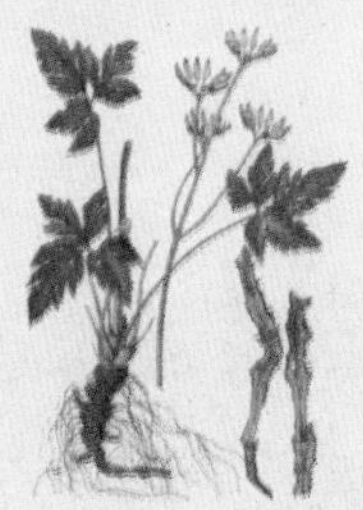

疗疾验方

治疗痢疾下血

黄连30克，加水400毫升，煮取200毫升，凉一夜，次日烧热后空腹服。

治疗无名肿毒

黄连、槟榔各等份，共研为末，加鸡蛋清调匀搽患处。疮已溃或未溃皆可用此方。

治疗湿疹、头疮、头癣

黄连500克，水煎，去渣，药液洗发或外洗患处。每日1次。

治疗口舌生疮

黄连60克，以料酒500毫升煎汤，煎液经常漱口或口含。

治疗呃逆（打嗝）

黄连3克，苏叶2.5克，水煎服。

治疗心肾不交，怔忡无寐（失眠）

交泰丸：生川黄连15克，肉桂心1.5克，研细末，用白蜜合为丸。淡盐水送服。

治疗小儿胃热吐乳

黄连6克，清半夏6克。共为细末，分100等份，日服3次，每次1份。

治疗妊娠子烦，口干不得卧

取黄连末适量，每服3克，用稀粥送服。

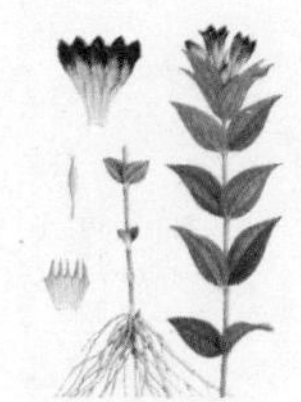

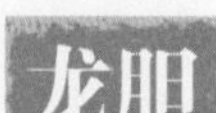

龙胆

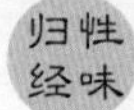

味苦，性寒。归肝、胆经。

功效主治

本品清热燥湿，泻肝胆火。主要适用于如下病症：

❶肝胆实热 ❷热盛动风、急惊抽搐 ❸湿热黄疸 ❹湿热下注

用法用量

煎汤，3～6克；或入丸、散。外用适量，煎水洗，或研末调搽。

注意事项

❶脾胃虚寒者不宜用。

❷阴虚津伤者慎用。

疗疾验方

治疗盗汗

龙胆汤：龙胆适量，研为细末，每服3克，猪胆汁90克，空腹、临卧，点入温酒少许调服。

苦参

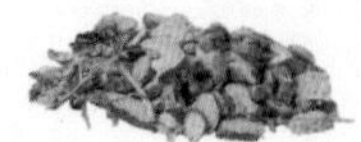

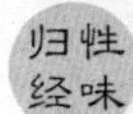

归经 性味

味辛、甘，性大寒。归肺、胃经。

功效主治

本品清热燥湿，祛风杀虫，利尿。主要适用于湿热诸证。

用法用量

煎服，4.5~9克。外用适量，煎汤洗患处。

注意事项

❶脾胃虚寒及阴虚津伤者忌用或慎用。

❷不宜与藜芦同用。

疗疾验方

治疗风疹

皂荚60克，置于1000毫升水中揉滤取汁，倒入瓦器内熬成膏，调和苦参末30克做成丸，如梧桐子大。每服30丸，饭后温水送下。

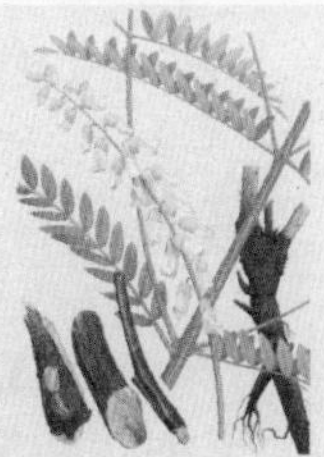

【清热解毒药】

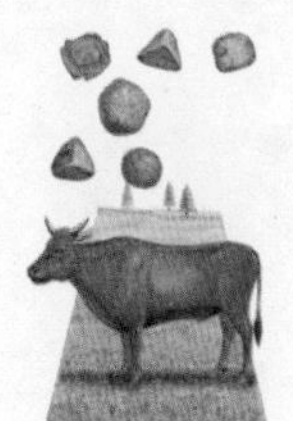

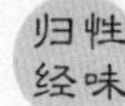

归性经味 味苦，性凉。归肝、心经。

功效主治

本品清热解毒，熄风止痉，化痰开窍。主要适用于如下病症：

❶温热病，小儿惊风 ❷痈疽，疔毒，乳岩，瘰疬 ❸咽喉病 ❹痰热蒙蔽心窍

用法用量

0.15~0.35克。研末用，入丸、散剂，不入煎剂。

注意事项

❶脾胃虚弱者及孕妇慎用。

❷非实热证忌用。

疗疾验方

治疗小儿鹅口疮，不能饮乳

牛黄0.3克，研为末，用竹沥调匀，沥在小儿口中。

板蓝根

归经性味 味苦，性寒。归心、胃经。

功效主治

本品清热解毒，凉血利咽。主要适用于如下病症：

❶急性热病 ❷大头瘟毒，痄腮，乳蛾 ❸湿热黄疸，热重于湿

用法用量

煎服，9～15克。

注意事项

脾胃虚寒者、体虚而无实火热毒者均忌用。

疗疾验方

治疗病毒性肝炎

板蓝根30克，大青叶30克，茶叶15克。3味加水煎煮取汁，每日服2次，连服2周。

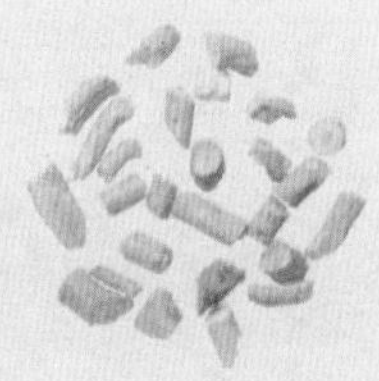

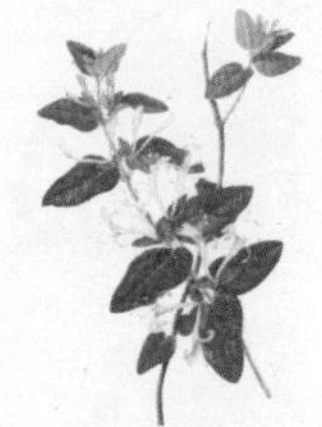

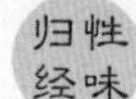

金银花

归性 经味 味甘，性寒。归肺、心、胃经。

功效主治

本品清热解毒，疏散风热。主要适用于如下病症：

❶外感风热及温病初起 ❷疮疡痈毒，红肿热痛 ❸热毒泻痢、便脓血

用法用量

煎服，6～15克。金银花露每次60～120毫升（相当于金银花生药3.5～7克）。外用适量。

注意事项

疮疡、痢疾等病症属虚寒者慎用。

疗疾验方

治疗痈疮

金银花酒：金银花50克，甘草10克。上药用水2碗，煎取半碗，再入酒半碗，略煎，分3份。早、

午、晚各服1份，重者1日2剂。

治疗病毒性肝炎

金银花30克，人工犀角2克（或水牛角12克）。先将金银花煎汁去渣，放凉。将人工犀角或水牛角锉成末，每日分2～3次服用，用金银花汁冲服。适用于重症肝炎患者。

治疗乳腺炎

金银花45克，鹿角霜15克，王不留行12克，料酒1杯为引，水煎服。

治疗小儿便秘

金银花、菊花各18克，甘草8克。上药轻煎2次，取汁为茶。每次量：2岁以下100～200毫升，大于2岁300毫升。每日1剂，频饮。

银花山楂饮

配方 金银花30克，山楂10克，蜂蜜250克。

制作过程 金银花、山楂放入锅内，加水适量，置武火上烧沸，30分钟后将药液滗入小盆内，再煎熬1次滗出药液，将2次药液合并，放入蜂蜜，搅拌均匀即成。

功效 辛凉解表。适用于风热感冒，发热头痛，口渴等症。

蒲公英

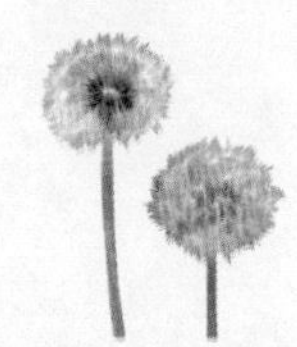

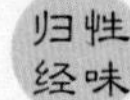

归性 经味　味苦、甘，性寒。归肝、胃经。

功效主治

本品清热解毒，消痈散结，利湿通淋。主要适用于如下病症：

❶痈肿疮疡（既可用于外痈，亦可用于内痈）
❷湿热证　❸肝火上炎　❹咽喉肿痛

用法用量

9～15克。水煎服或用鲜品捣碎外敷。

注意事项

若用量过大可导致腹泻，故脾胃虚寒者少用。

疗疾验方

治疗流行性腮腺炎

鲜蒲公英30克，捣碎，加入1个鸡蛋清，搅匀，加冰糖适量，捣成糊状，外敷患处。每日换药1次。

治疗丹毒

鲜蒲公英30克（干品20克）。上药洗净加水适量，煎汤代茶。

治疗乳痈红肿

蒲公英30克，捣烂，加水2碗，煎取1碗，饭前饮服。

治疗小儿便秘

蒲公英80克，加水150毫升，煎至80毫升，加白糖或蜂蜜。每日1剂，顿服。

蒲公英瘦肉汤

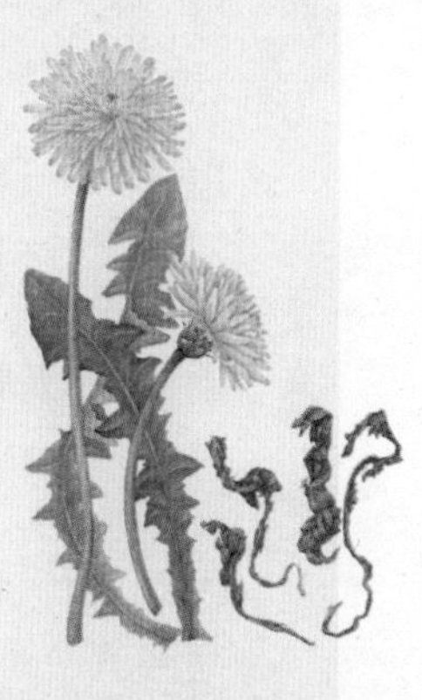

配方 蒲公英15克，猪瘦肉150克，料酒10克，姜5克，葱10克，盐5克，大枣5枚，上汤100毫升。

制作过程 ❶把猪瘦肉洗净，切成4厘米见方的块；蒲公英洗净；大枣洗净，去核；姜拍松，葱切段。❷把猪瘦肉、蒲公英、姜、葱、料酒、盐、大枣同放入炖锅内，加入上汤，武火烧沸，文火煲40分钟即成。

功效 清肺热，止烦渴。适用于上消型糖尿病患者。

连翘

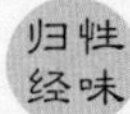

味苦，性微寒。归肺、心、小肠经。

功效主治

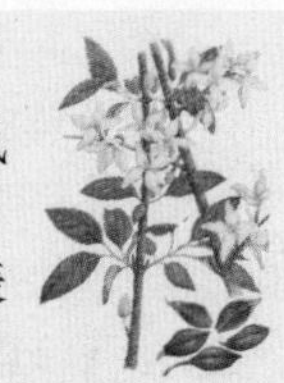

本品清热解毒，消痈散结，疏散风热。主要适用于如下病症：

❶外感风热 ❷痈肿疮毒兼有表证者 ❸瘰疬痰核

用法用量

煎服，6～15克。

注意事项

脾胃虚寒及脓肿已溃、脓稀色淡者忌用。

疗疾验方

治疗急性肾炎

连翘30克，加水用文火煎成150毫升。每日3次，饭前服，小儿酌减，连服5～10日。忌辣物和盐。

土茯苓

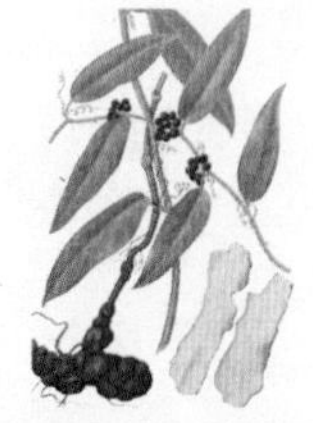

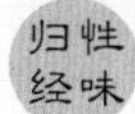

味甘、淡，性平。归肝、胃经。

功效主治

本品解毒利湿，通利关节，为治梅毒之要药。主要适用于如下病症：

❶梅毒或患梅毒服用汞剂所致的肢体拘挛 ❷湿热淋 ❸湿热疮毒，阴痒带下 ❹湿热型牛皮癣

用法用量

内服煎汤，15~60克。外用适量，研末调敷。

注意事项

❶肝肾阴亏而无湿者慎用。

❷服时忌茶，否则有脱发之弊。

疗疾验方

治疗牛皮癣

土茯苓60克，水煎服。每次20毫升，每日3次，连服15日。

鱼腥草

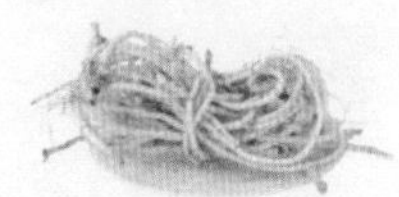

归经 性味 味辛，性微寒。归肺经。

功效主治

本品清热解毒，消痈排脓，利尿通淋。主要适用于如下病症：

❶肺痈咳吐脓血 ❷痈肿疮毒 ❸湿热泻痢

用法用量

15～25克。大剂量可用至100克。水煎服。外用捣烂敷或水煎熏洗。

注意事项

❶虚寒证及阴性疡肿忌用。

❷本品含挥发油，不宜久煎。

❸孕妇忌服。

疗疾验方

治疗急性湿疹

绿豆30克，海带20克，鱼腥草15克，白糖适量。将海带、鱼腥草洗净，同绿豆煮熟。喝汤，吃海带和绿豆。每日1剂，连服6～7日。

治疗肺炎和肺脓疡

鱼腥草30克，桔梗15克。加水400毫升，煎至200毫升。每服30毫升，每日3次。

治疗腮腺炎

鱼腥草鲜品适量，捣烂外敷患处，以胶布包扎固定。每日换药2次。

治疗腹泻

新鲜鱼腥草200克，用冷开水洗净捣烂，以温开水（可加白糖调味）送服。4小时后见效，每6小时服1剂，连服3剂。

鱼腥草拌莴笋

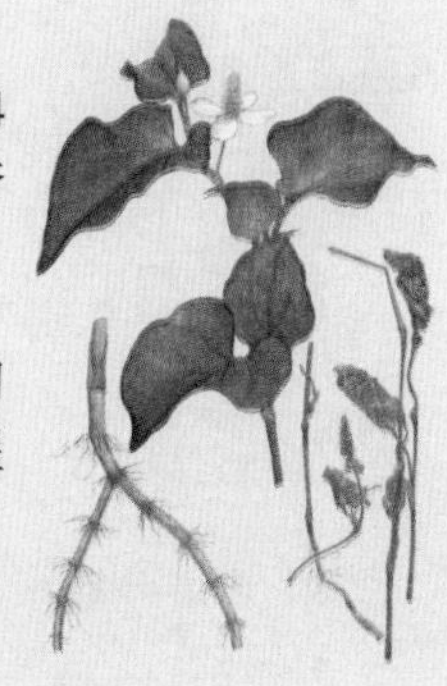

配方 鱼腥草（鲜品）250克，莴笋250克，白糖5克，盐4克，味精3克，料酒10克，香油5克。

制作过程 ❶将鱼腥草去老梗、黄叶，洗净；莴笋去皮，切成4厘米长的细丝。❷将鱼腥草、莴笋、盐、味精、料酒、白糖、香油拌匀即成。

功效 清热，利水，减肥。

射干

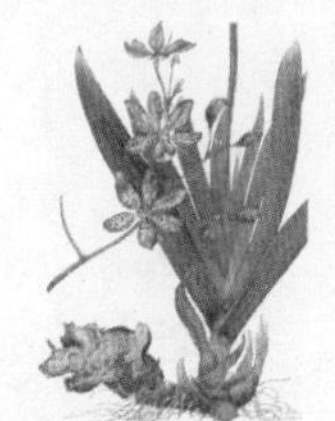

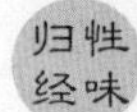

味苦，性寒。归肺经。

功效主治

本品清热解毒，祛痰利咽。主要适用于如下病症：

❶热毒之咽喉肿痛等症　❷咳嗽

用法用量

煎服，3～9克。外用适量。

注意事项

❶本品用量过大能通利大肠，故脾虚便溏者慎用。

❷孕妇慎用或忌用。

疗疾验方

治疗咽喉肿痛

射干和山豆根各适量，共研为末，吹入喉部，有特效。

【清虚热药】

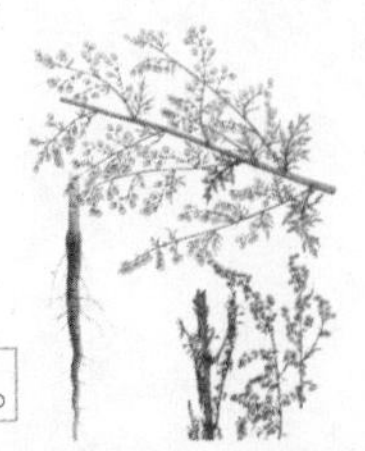

青蒿

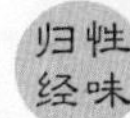

归性 经味 味苦、辛，性寒。归肝、胆经。

功效主治

本品清虚热，除骨蒸，解暑，截疟。主要适用于如下病症：

❶温热病后期 ❷阴虚发热 ❸外感暑热 ❹疟疾

用法用量

煎服，6~12克，不宜久煎；或以鲜品绞汁服。

注意事项

脾虚便溏，汗出多者慎用。

疗疾验方

治疗尿潴留

青蒿鲜品200~300克，捣碎（勿失汁水），旋即敷于脐部。

治疗疟疾寒热

青蒿1把，加水400毫升，捣汁服。

地骨皮

归性经味 味甘，性寒。归肺、肝、肾经。

功效主治

本品凉血退蒸，清肺降火。主要适用于如下病症：

①阴虚发热，骨蒸盗汗 ②肺热咳喘 ③血热妄行的吐血、衄血、尿血

用法用量

内服煎汤，9～15克。外用适量研末，调敷。

注意事项

外感风寒发热及脾虚便溏者不宜用。

疗疾验方

治疗尿血

将鲜地骨皮洗净，捣取自然汁。无汁则加水煎汁。每服1碗，加少许酒，饭前温服。

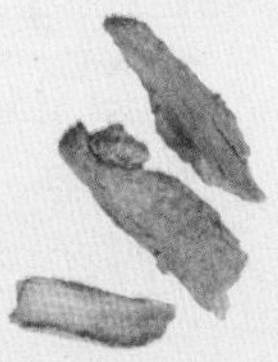

第五章 温里常用药

凡能温里祛寒，治疗里寒证的药物，称为『温里药』。

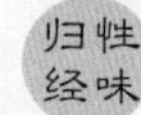

附子

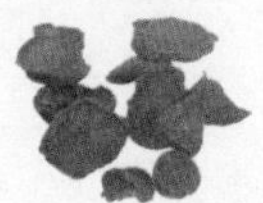

归性经味 味辛、甘，性大热。有毒。归心、肾、脾经。

功效主治

本品回阳救逆，补火助阳，散寒止痛。主要适用于如下病症：

❶亡阳虚脱 ❷肾阳虚 ❸脾阳不振 ❹风寒湿痹属寒湿偏胜者

用法用量

3～10克，重症可用15克。生附子有毒，临床使用的附子大多经过炮制，故毒性减弱。

注意事项

❶本品反半夏、南星、瓜蒌、贝母、白蔹、白及，畏犀角。

❷阴虚内热者及孕妇忌用。

疗疾验方

治疗阳虚自汗、盗汗

芪附汤：附子（炮，去皮、脐）6克，黄芪

（盐水或蜜拌，炙）3克。共研粗末。每服9克，水一盏半，加生姜3片、大枣1枚，煎至七分。去滓，饭前服。

治疗月经不调

熟附子（去皮）、当归各等份。每次服9克，水煎服。

治疗呕逆反胃

大附子1个，生姜1个（细锉）。上2物煮研如面糊，米汤送服。

附片山楂牛肉汤

配方 熟附片15克，山楂20克，牛肉200克，料酒10克，葱10克，姜5克，盐3克，上汤1000毫升。

制作过程 ❶附片洗净；山楂洗净去核，切片；牛肉洗净，切成4厘米见方的块；葱切段，姜拍松。❷把牛肉、料酒、葱、姜同放在一个盆内，腌渍30分钟；附片、山楂放入炖锅内，加清水100毫升，用武火烧沸，文火炖1小时后，再在炖锅内加入牛肉、上汤，用武火烧沸，再用文火炖1小时后加盐调味即成。

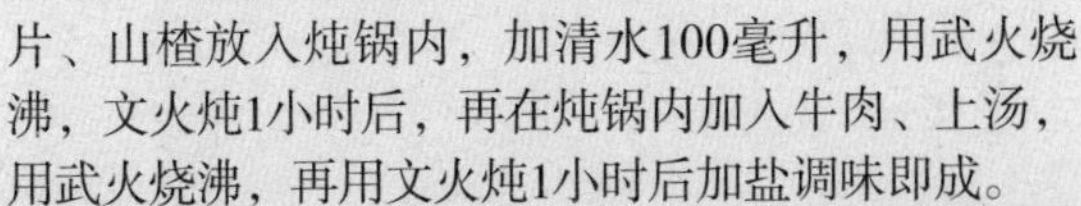

功效 回逆救阳，滋补气血。适用于心肌梗死患者。四肢发冷、面色青白者食之尤宜。

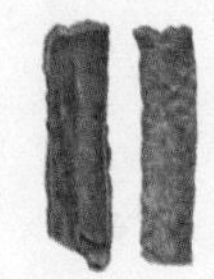

肉桂

归经性味 味辛、甘，性大热。归脾、肾、心、肝经。

功效主治

本品补火助阳，散寒止痛，温经通脉。主要适用于如下病症：

❶肾阳虚 ❷脾肾阳虚 ❸冲任虚寒 ❹寒性疮疡

用法用量

煎服，2～5克；研末吞服或冲服，每次1～2克。本品含挥发油，入煎剂不宜久煎，须后下。

注意事项

❶不宜与赤石脂同用。

❷肉桂辛热燥烈，易损胎气，故孕妇慎用。

❸阴虚火旺、里有实热、血热妄行者忌用。

疗疾验方

治疗老年支气管肺炎

肉桂9克，研末，冲服，每日3次。

花椒

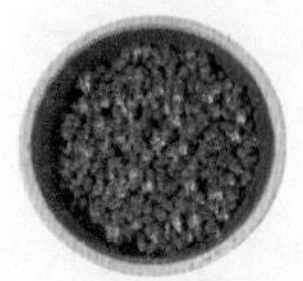

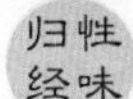

味辛，性温。归脾、胃、肾经。

功效主治

本品温中止痛，杀虫止痒。主要适用于如下病症：

❶中寒腹痛 ❷虫积腹痛 ❸湿疹瘙痒，阴痒

用法用量

煎服，3～5克。外用适量。

注意事项

❶孕妇慎用。
❷阴虚火旺者忌服。

疗疾验方

治疗滴虫性阴道炎、足癣

花椒10粒，明矾1克，细盐1匙，煎热洗患处。每日2次，数日自愈。

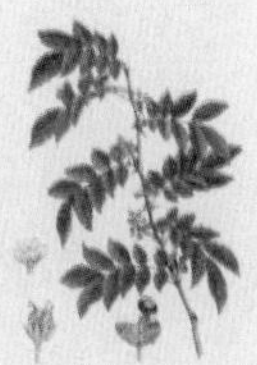

高良姜

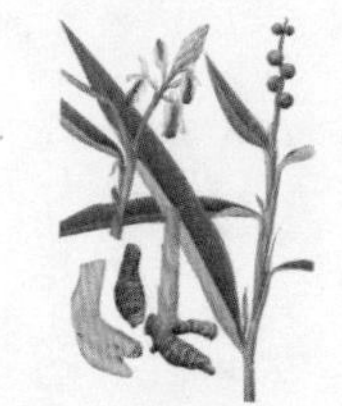

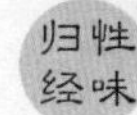

味辛，性热。归脾、胃经。

功效主治

本品散寒止痛，温中止呕。主要适用于如下病症：

❶胃寒冷痛 ❷胃寒肝郁 ❸呕吐

用法用量

煎服，3～6克；研末服，每次3克；或入丸、散剂。

注意事项

肝胃郁火之胃痛、呕吐等忌用。

疗疾验方

治疗风牙痛肿

高良姜2寸，全蝎（焙）1只，共研为末。擦痛处，吐出涎水，再以盐汤漱口。

第六章

理气常用药

凡以疏理气机，治疗气滞或气逆证为主要作用的药物，称为『理气药』，亦称『行气药』。

陈皮

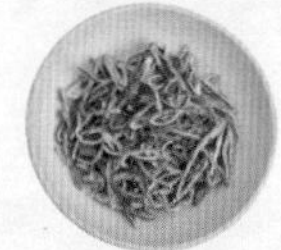

归性经味 味辛、苦，性温。归脾、肺经。

功效主治

本品理气健脾，燥湿化痰。主要适用于如下病症：

❶脾胃气滞　❷痰湿壅肺

用法用量

内服煎剂，3～9克，或入丸、散剂。痰湿咳嗽者宜生用；脾胃气滞者宜炒制用；寒邪中阻，胃失和降者宜姜炙用。

注意事项

❶吐血者慎用。

❷气虚及阴虚燥咳内有实热者不宜用。

疗疾验方

治疗乳痈初起（急性乳腺炎未化脓者）

陈皮30克，甘草6克。水煎服。

治疗疟疾

姜橘饮：陈皮（去白）120克，生姜（去皮）60克。共研粗末，用水3碗，煎取1碗。去滓，分作2服，当发日五更服。

治疗溃疡性结肠炎

陈皮15克，荷叶10克，砂仁2克。上药制散剂，每次1剂，每日2次，早晚开水冲服。里急后重甚者加木香5克，腹泻甚者加参苓白术散，有脓血者加秦皮6克。

陈皮醒酒汤

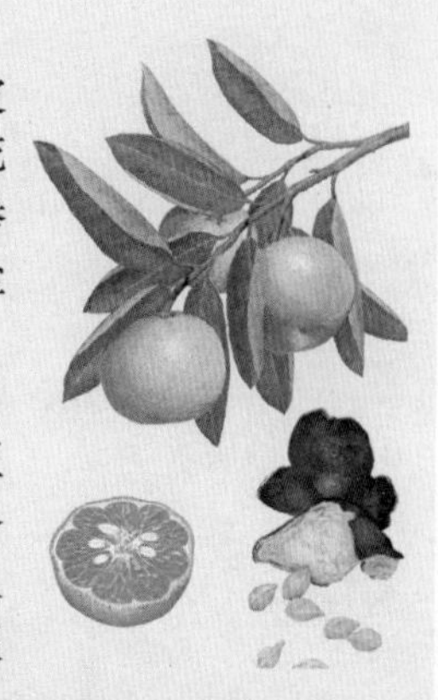

配方 陈皮500克，香橙皮500克，檀香200克，葛花250克，绿豆花250克，人参100克，白豆蔻100克，食盐300克。

制作过程 香橙皮（去白）、陈皮、檀香、葛花、绿豆花、人参、白豆蔻、食盐各适量，共研为末，拌匀装入瓷罐中。每日2次，早晚各服1汤匙，用白开水冲服。

功效 解酒醒神。适用于饮酒过多，酒醉不醒。

木香

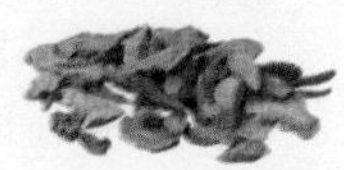

归性经味　味辛、苦，性温。归脾、胃、大肠、胆、三焦经。

功效主治

本品行气止痛。主要适用于如下病症：

❶胃肠气滞　❷泄泻下痢、腹痛、里急后重　❸脾虚泄泻、便溏

用法用量

内服煎汤，1.5～6克；或入丸、散。生用专行气滞，煨用可实肠止泻。

注意事项

木香辛温香燥，易伤阴血，故阴虚、津亏、火旺者慎服。

疗疾验方

治疗中气不省（闭目不语，状如中风）

木香研细，取9克，以冬瓜子煎汤灌下。痰盛者，药中加竹沥和姜汁。

治疗小肠疝气

木香120克，酒1500毫升，煮过。每日取酒饮3次。

治疗顽固性肋间神经痛

木香、郁金各9克。上药水煎，每日1剂，分2次服，连用5～9日。

治疗各种痈疽、疮疖

木香、黄连、槟榔各等份，研为末，油调搽患处。

治疗牙痛

木香末加少许麝香揩牙，同时以盐汤漱口。

砂仁木香藕粉

配方 砂仁2克，木香1克，藕粉30克，白糖20克。

制作过程 ❶将砂仁、木香捣成细粉。❷将砂仁、木香粉放入碗内，加入藕粉拌匀，再加入开水调匀，最后放入白糖即成。

功效 醒脾和胃，理气止呕。

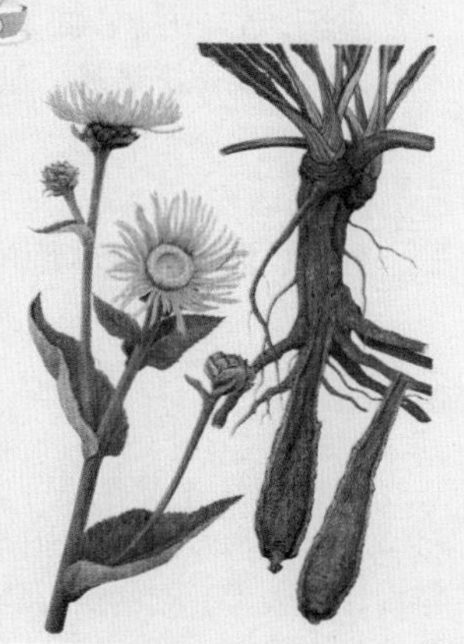

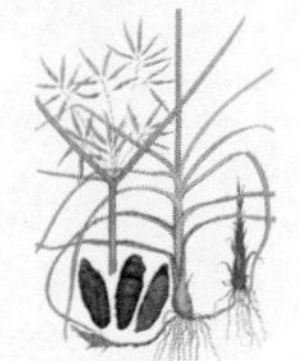

香附

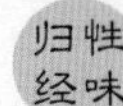

味辛、微苦、微甘，性平。归肝、脾、三焦经。

功效主治

本品疏肝理气，调经止痛。主要适用于如下病症：

❶肝郁气滞诸痛　❷肝郁气滞的月经不调、痛经

用法用量

煎汤，5～10克；或入丸、散。外用适量，研末撒、调敷或做饼热敷。香附醋炙则止痛力增强。

注意事项

气虚、阴虚、血热者慎用。

疗疾验方

治疗尿路结石

鲜香附（干品酌减）80～100克。水煎至适量，每日不拘时服。1个月为1疗程。患者尽量做到每次排尿入盂，观察结石是否排出。

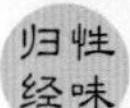

薤白

归性经味 味辛、苦，性温。归肺、心、胃、大肠经。

功效主治

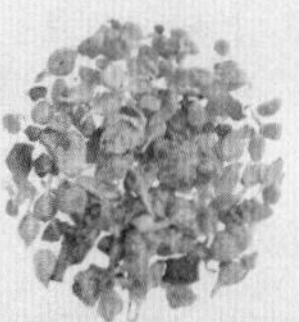

本品通阳止痛，行气导滞。主要适用于如下病症：

❶胸痹 ❷脘腹胀痛，泻痢后重

用法用量

内服水煎，5~10克；外用适量。脾胃虚弱或消化道溃疡者宜炒制用，咽喉肿痛、疮疖者可捣烂外敷。

注意事项

气虚无滞及胃弱纳呆者不宜用。

疗疾验方

治疗咽喉肿痛

薤白适量，醋捣，外敷肿痛处。

枳实

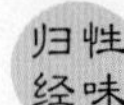

味苦、辛，性微寒。归脾、胃、大肠经。

功效主治

本品破气除痞，化痰消积。主要适用于如下病症：

❶胃肠积滞 ❷湿热泻痢，积滞泄泻 ❸痰湿阻滞或寒凝气滞

用法用量

水煎，3～9克；或入丸、散。外用适量，研末调涂，或炒热熨。

注意事项

虚证及孕妇慎用。

疗疾验方

治疗便血

练根散：枳实（去瓤，麸炒）、木莲（又名“木馒头”，收阴干）各等份。共研细末。每服9克，米汤调下，不拘时候。

第七章

消食常用药

凡以消食化积为主要功效，常用以治疗饮食积滞证的药物，称为『消食药』，又称『消导药』。

山楂

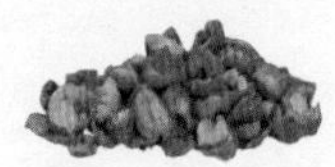

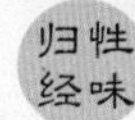

味酸、甘，性微温。归脾、胃、肝经。

功效主治

本品消食化积，行气散瘀。主要适用于如下病症：

❶食积不化　❷各种血滞瘀阻证

用法用量

10～15克。消食炒焦用，散瘀宜生用。

注意事项

❶无积滞、消化道溃疡吐酸者慎用。

❷山楂有收缩子宫的作用，孕妇慎用。

疗疾验方

治疗偏坠疝气

山楂肉、小茴香（炒）各30克，共研为末，制成糊丸，如梧桐子大。每服100丸，空腹以白开水送下。

治疗顽固性呃逆

山楂汁，成人每次服15毫升，每日3次。

治疗一般伤食腹痛、泄泻

单用山楂，研细末，加糖冲服。

治疗冻疮

成熟的北山楂若干个，捣泥，细辛2克，研为细末，和于山楂泥中，摊敷患处。每日换药1次。

山楂炒羊肠

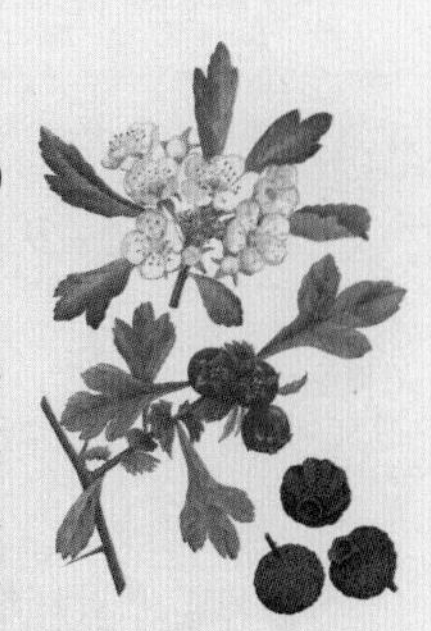

配方 山楂20克，羊肠250克，芹菜50克，酱油10克，料酒10克，味精3克，盐5克，姜5克，葱10克，植物油50克。

制作过程 ❶将山楂洗净，去杂质，若是山楂果，拍烂用；芹菜去叶，留梗，洗净，切成3厘米长的段；姜切丝，葱切段。❷将羊肠洗净，切3厘米长的段，放入锅内，加入山楂，煮熟，捞起，放入碗内。❸将炒锅置武火上，加入植物油，烧至六成热时，下入姜、葱爆香，下入羊肠段、料酒、山楂、酱油、盐、味精、芹菜，炒熟即成。

功效 消食化积，行气散瘀。适用于饮食积滞、消化不良、更年期综合征等。

莱菔子

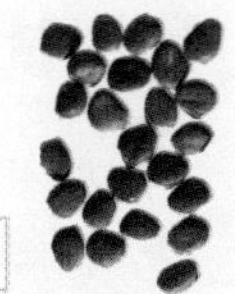

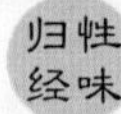

味辛、甘，性平。归脾、胃、肺经。

功效主治

本品消食除胀，降气化痰。主要适用于如下病症：❶食积停滞 ❷咳嗽、痰多、气喘等

用法用量

煎服，4.5～9克。生品长于祛痰，炒后药性缓和，有香气，可避免生品服后恶心的副作用，长于消食除胀。

注意事项

❶本品辛散耗气，气虚而无食积、痰滞者慎用。

❷不宜与人参等补气药同用，以免抵消补气作用。

疗疾验方

治疗腹痛

莱菔子、艾叶各30克，盐10克。上方共炒热，以布包裹熨脐腹部，痛止为度。

治疗气滞便秘

炒莱菔子120克，研细末，盐开水送服。每次10克，每日2次，早、晚分服，连服3日。

治疗小儿口疮

莱菔子、白芥子、地肤子各10克，食醋适量。前3味以文火用砂锅炒至微黄，研成细末，醋调成膏状，涂于2厘米见方纱布或白布上，贴于患儿足心稍前涌泉穴处，胶布固定，每日1次，连用3～5天。

莱菔子粥

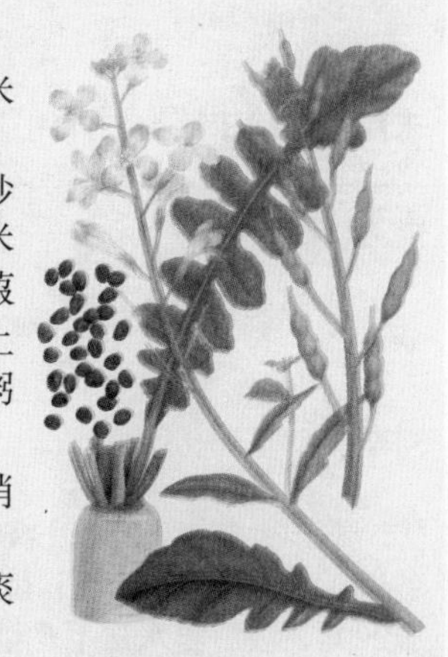

配方 莱菔子15克，粳米100克。

制作过程 ❶将莱菔子炒熟，磨成细粉。❷将粳米洗净，置锅内，加入莱菔子粉、水适量，置武火上烧沸，再用文火熬煮成粥即成。

功效 化痰平喘，行气消食。适用于慢性气管炎、肺气肿，症见咳嗽、痰多、食欲不振等。

鸡内金

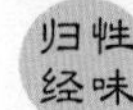

味甘，性平。归脾、胃、小肠、膀胱经。

功效主治

本品消食健胃，涩精止遗，化结石。主要适用于如下病症：

❶脾虚食滞 ❷遗精，遗尿 ❸泌尿系结石

用法用量

煎服，3～10克；研末服，每次1.5～3克。研末用效果优于煎剂。外用适量，研末调敷或生贴。

注意事项

脾虚无积滞者慎用。

疗疾验方

治疗上消型消渴（糖尿病）

鸡内金丸：鸡内金（洗，曝干）、天花粉（炒）各150克。上药捣筛为末，炼蜜为丸，如梧桐子大。每服20丸，饭后温水送下；渐加至30丸。每日3次。

治疗鼓胀肿满

鸡金散：鸡内金（焙）1具，沉香6克，砂仁9克，陈皮（去白）15克。共研为末。每用4.5克，生姜汤送下；虚者人参汤送下。

治疗慢性萎缩性胃炎

鸡内金、山药各100克，法半夏60克。研末冲服，每日2次。

治疗体虚遗精

焙鸡内金粉每次3克，每日2次，分别在清晨和晚上睡前开水冲服，连服3日。

内金鸡蛋羹

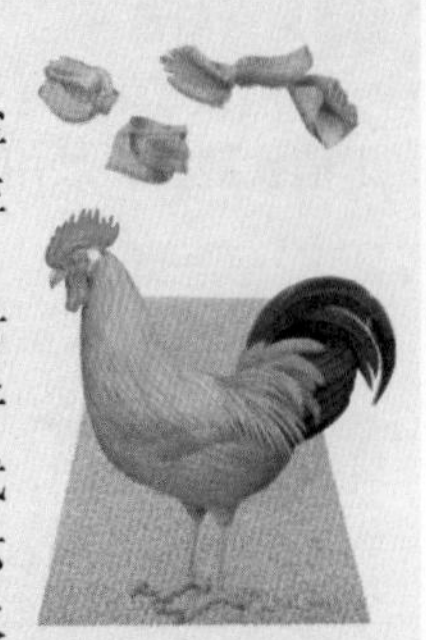

配方 鸡内金10克，鸡蛋1个，盐3克，味精3克，植物油15克，生姜6克。

制作过程 ❶将鸡内金炒黄，打成细粉；鸡蛋打在碗内，用筷子搅散；生姜切片。❷将炒锅置武火上烧热，加入植物油，烧至六成热时，入生姜爆锅，加入清水适量，烧沸，再将鸡蛋、鸡内金粉徐徐倒入汤内，加入盐、味精，烧沸即成。

功效 补虚损、化积食。

麦芽

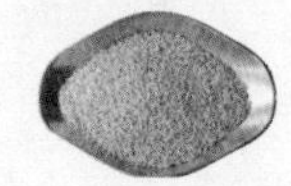

归性经味：味甘，性平。归脾、胃、肝经。

功效主治

本品消食健胃，回乳消胀。主要适用于如下病症：

❶米面食积不化 ❷小儿乳食停滞 ❸乳汁郁积或欲断乳 ❹脾虚

用法用量

煎服，10～15克；大剂量30～120克。生用偏于消食健胃，炒用偏于回乳消胀。

注意事项

❶因生麦芽中所含的麦角类化合物有抑制催乳素分泌的作用，故妇女哺乳期忌用。

❷孕妇慎用。

疗疾验方

治疗产后溢乳症

生麦芽150克，水煎服。连服2～3日。

治疗经前乳房胀痛

生麦芽200克，加水300毫升，煮沸后文火煎煮20分钟，滤出药液，再加水200毫升，沸后再煮10分钟，滤出的药液与第一次药液混合即可。早晚分服，每次经前3天连服3剂。经3～5个月经周期即可见效。

山楂麦芽茶

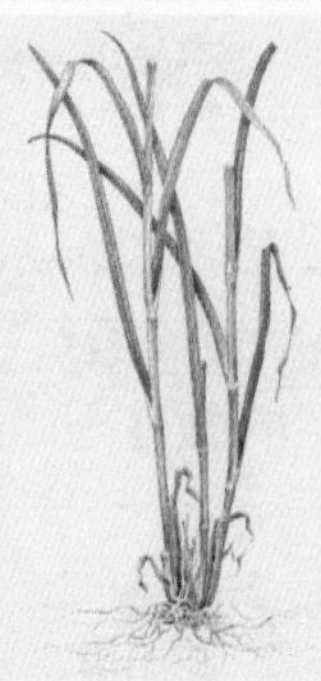

配方 山楂15克，麦芽20克，白糖5克。

制作过程 ❶山楂洗净，去核，切片；麦芽洗净。❷把山楂、麦芽放入炖杯内，加水200毫升。❸把炖杯置武火上烧沸，再用文火煎煮20分钟，去渣，加入白糖拌匀即成。

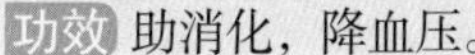

功效 助消化，降血压。

香蕉麦芽汁

配方 麦芽30克，香蕉1只，果醋25克。

制作过程 ❶香蕉去皮，切成小块；麦芽冲洗干净。❷把香蕉块和麦芽放入榨汁机中，搅打成汁后倒入杯中，加入果醋拌匀即可。

功效 补脑健身，提高记忆力。

神曲

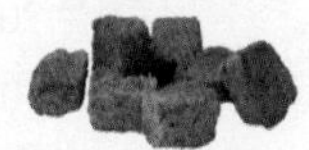

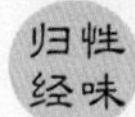

味甘、辛，性温。归脾、胃经。

功效主治

本品消食健胃，和中止泻，略兼解表。主要适用于如下病症：

❶饮食积滞　❷中脘宿食留饮

用法用量

煎服，6～15克。消食宜炒焦用。

注意事项

脾阴虚、胃火盛者不宜用。

疗疾验方

治疗慢性肠炎

神曲、凤尾草、马齿苋各15克，木香6克。水煎服。

治疗腰扭伤

葡萄、神曲各30克，烧灰，用料酒送服，酌量饮用。

第八章 收涩常用药

凡以收敛固涩为主要作用的药物，称为『收涩药』，又称『固涩药』。

【敛肺涩肠药】

五味子

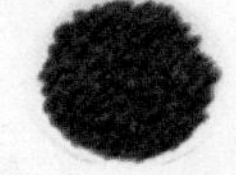

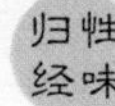

味酸、甘，性温。归肺、心、肾经。

功效主治

本品敛肺滋肾，生津敛汗，涩精止泻，宁心安神。主要适用于如下病症：

❶肺肾两虚之久咳虚喘 ❷肾虚 ❸脾肾虚寒 ❹津少口渴，体虚多汗

用法用量

煎服，1.5～6克；研末服，每次1～3克。捣破入煎，核内有效成分才易煎出。入嗽药生用，入补药熟用。

注意事项

表邪未解及有实热者忌用。

疗疾验方

治疗阳痿

鲜五味子500克，研细为末，酒服1克，每日3

次。忌猪肉、鱼肉、蒜、醋。

治疗药物性便秘

五味子10～15克。开水冲泡20分钟，每服约200毫升，每日4～6次，10日为1个疗程，连用3个疗程。

治疗糖尿病

五味子9克。水煎服，每日1剂，分3次饭前服。

五味子鲈鱼煲

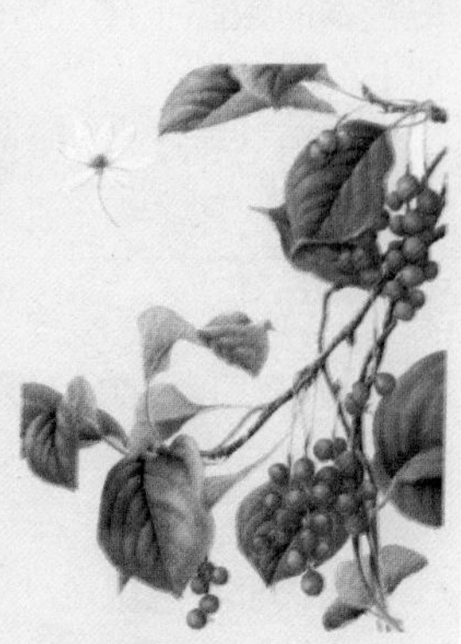

配方 五味子15克，鲈鱼1尾（500克），料酒10克，盐5克，味精3克，姜5克，葱10克，胡椒粉3克，棒子骨汤3000毫升。

制作过程 ❶将五味子洗净，去杂质；鲈鱼宰杀后，去鳞、鳃及肠杂，剁成6厘米长的块；姜拍松，葱切段。❷将五味子、鲈鱼、姜、葱、盐、味精、

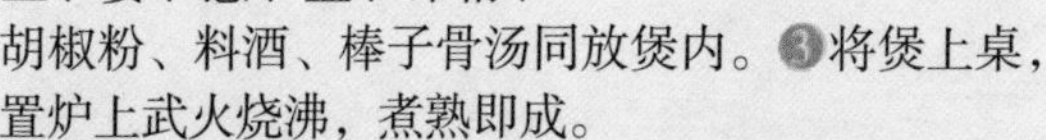

胡椒粉、料酒、棒子骨汤同放煲内。❸将煲上桌，置炉上武火烧沸，煮熟即成。

功效 益气生津，补肾养心，收敛固涩。适用于肺虚咳嗽、津亏口渴、自汗、盗汗、慢性腹泻、神经衰弱、更年期综合征等。

【固表止汗药】

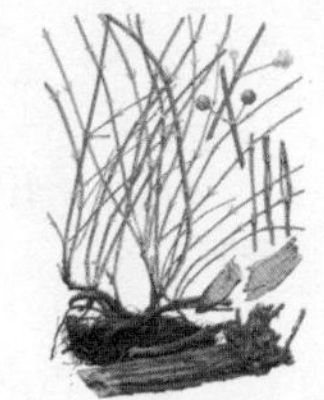

麻黄根

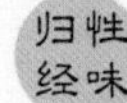

味甘，性平。归心、肺经。

功效主治

本品敛肺止汗，为临床止汗专品。具体功效如下：

❶治气虚自汗 ❷治阴虚盗汗 ❸治产后虚汗不止

用法用量

煎服，3～9克。外用适量，研粉撒扑。

注意事项

有表邪者忌用。

疗疾验方

治疗盗汗、阴汗

麻黄根、牡蛎共研为末，扑于身上。又方：麻黄根、椒目各等份，共研为末。每次服3克，酒送下。

【固精缩尿止带药】

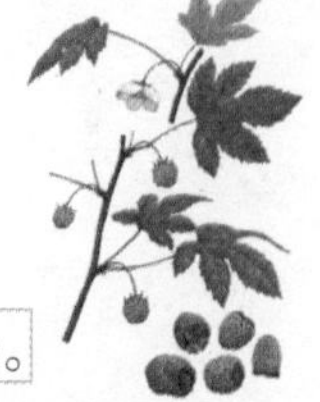

覆盆子

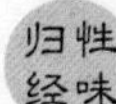

味甘、酸，性微温。归肝、肾经。

功效主治

本品益肾养肝，缩尿，固精，明目。主要适用于如下病症：

❶肾虚 ❷肝肾亏虚

用法用量

煎服，6~12克；或入丸、散剂；或浸酒、熬膏。

注意事项

肾虚有火，小便短涩者慎服。

疗疾验方

治疗心悸气短

覆盆子20个，小米50克，蜂蜜1汤匙。先将小米熬煮成粥，再拌入洗净的覆盆子和蜂蜜调匀食用。每日1次，连用3日。

芡实

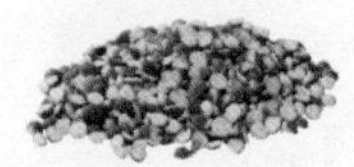

归经 性味

味甘、涩，性平。归脾、肾经。

功效主治

本品益肾固精，健脾止泻，除湿止带。主要适用于如下病症：

❶肾气虚　❷湿热带下　❸脾肾两虚所致之带下　❹脾虚湿盛

用法用量

煎服，9～15克；或入丸、散剂。亦可适量煮粥食用，为食疗佳品。

注意事项

大小便不利者不宜用。

疗疾验方

治疗慢性菌痢、腹泻

山药250克，莲子、芡实各120克。上3味共研成细粉。每次取10克，加适量白糖，蒸熟或用开水冲服。每日1～2次，可长期服用。

治疗慢性肾小球肾炎

芡实30克，白果10枚，糯米30克。煮粥食，每日1次，10日为1疗程，间歇服2～4疗程。

治疗梦遗、滑精

玉锁丹：芡实、莲花蕊、龙骨、乌梅肉（焙干）各30克。分别研末，用煮山药糊为丸，如芡实大小，每服1粒，空腹时温酒或盐汤送下。

芡实煮老鸭

配方 芡实200克，老鸭1只，葱10克，姜5克，食盐3克，料酒10克，鸡精3克。

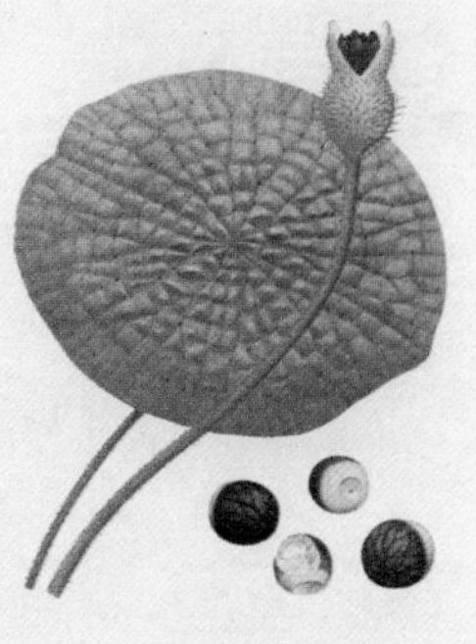

制作过程 ❶芡实洗净；将老鸭宰杀后，去毛桩和内脏，洗净血水，将芡实放入鸭腹内。❷将鸭放入瓦锅内，加水2800毫升，置武火上烧沸，再放入姜、葱、料酒，用文火炖2小时，加入盐、鸡精即成。

功效 益脾养胃，健脾利水，固肾涩精，调节血糖。适用于脾胃虚弱的消渴症和脾虚水肿、肾虚遗精等症。

山茱萸

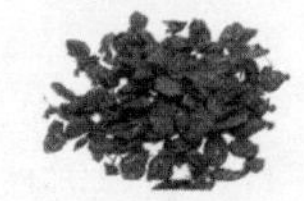

归性经味 味酸、涩，性微温。归肝、肾经。

功效主治

本品补益肝肾，涩精敛汗。主要适用于如下病症：

❶肝肾不足 ❷肾虚 ❸消渴

用法用量

煎服，6～12克；或入丸、散剂；急救固脱，可用至20～30克。

注意事项

素有湿热及小便淋涩者不宜用。

疗疾验方

治疗小便白浊

金锁丹：取大萝卜1个，切下青蒂，当中挖成凹坑状，放入山茱萸，盖上蒂，竹签固定，于饭内蒸至软烂。取出，不用萝卜，将山茱萸晒干为末，

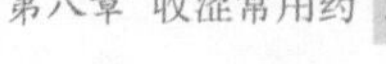

面糊为丸，如梧桐子大。每服30～40粒，空腹时温酒或盐汤送下。

治疗糖尿病

山茱萸35克，五味子、乌梅、苍术各20克。加水2000毫升，煎至1000毫升，每日3次，饭前温服。

山茱萸蒸子鸭

配方 山茱萸25克，子鸭1只，料酒10克，酱油10克，味精3克，盐5克，姜5克，葱10克，胡椒粉3克。

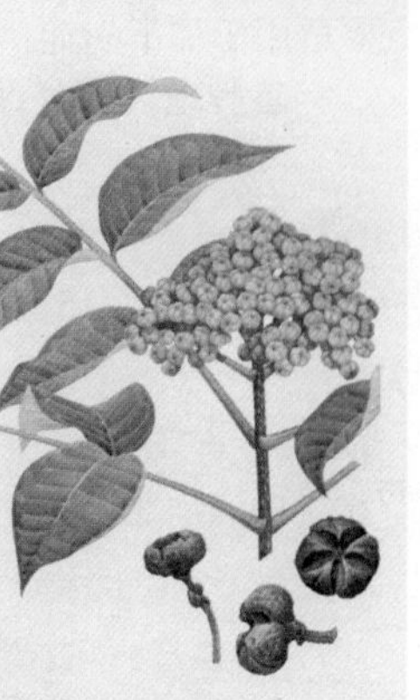

制作过程 ❶将山茱萸洗净，沥干水分；子鸭宰杀后，去毛桩、内脏及爪；姜切粒，葱切花。❷将鸭放入蒸盆内，抹上盐、味精、酱油、料酒、姜、葱、胡椒粉，腌渍1小时。❸将山茱萸放入鸭腹内，置武火大气蒸笼内，蒸55分钟即成。

功效 补益肝肾，收敛固涩。适用于耳鸣眩晕、自汗盗汗、小便频数、遗精、月经过多、腰膝酸软、更年期综合征等。

莲子

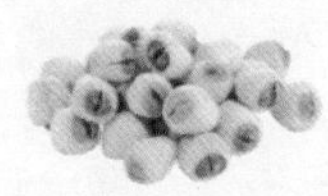

归经性味 味甘、涩，性平。归脾、肾、心经。

功效主治

本品益肾固精，补脾止泻，止带，养心。主要适用于如下病症：

❶脾虚 ❷肾虚不固 ❸心悸，虚烦不眠

用法用量

煎服，6～15克，去心打碎用。

注意事项

中满痞胀及大便燥结者忌用。

疗疾验方

治疗腹泻

莲子肉、锅巴、白糖各120克。锅巴、莲子肉共研细末，与白糖和匀，装入瓶中，于饭后1小时用开水冲服4匙，每日3次。

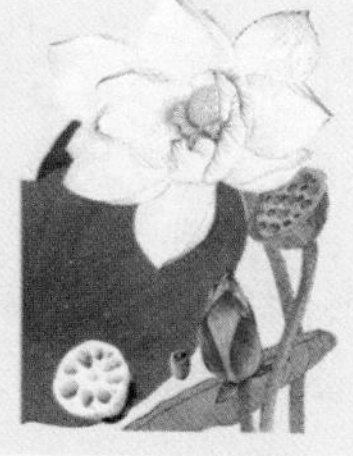

第九章 祛风湿常用药

凡能祛除肌肉、经络、筋骨间的风湿，以解除痹痛为主要作用的药物，称为『祛风湿药』。

【祛风湿散寒药】

独活

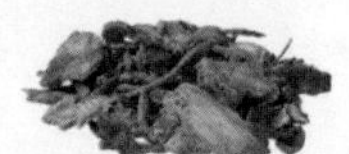

归性经味 味辛、苦，性微温。归肝、膀胱经。

功效主治

本品祛风湿，止痹痛，解表。主要适用于如下病症：

❶风寒湿诸痹 ❷肾气虚弱，当风受冷 ❸外感风寒夹湿证

用法用量

煎服，3~9克；或浸酒；或入丸、散。外用适量。

注意事项

本品药性温燥，阴虚血亏及实热内盛者不宜。

疗疾验方

治疗中风口噤（浑身发冷，不省人事）

独活120克，好酒1000毫升，煎取500毫升服。

治疗关节痛

独活、羌活、松节各等份，酒煮过。每天空

腹饮1杯。

治疗风牙肿痛

独活、地黄各90克，共研为末。每取9克，加水1碗煎服，连渣服下，睡前再服1次。

治疗眩晕

独活30克，鸡蛋6个。二料加水适量一起烧煮，待蛋熟后敲碎蛋壳再煮15分钟，使药液渗入蛋内。去汤与药渣，单吃鸡蛋。每次2个，每日1次，3日为1疗程。

独活酒

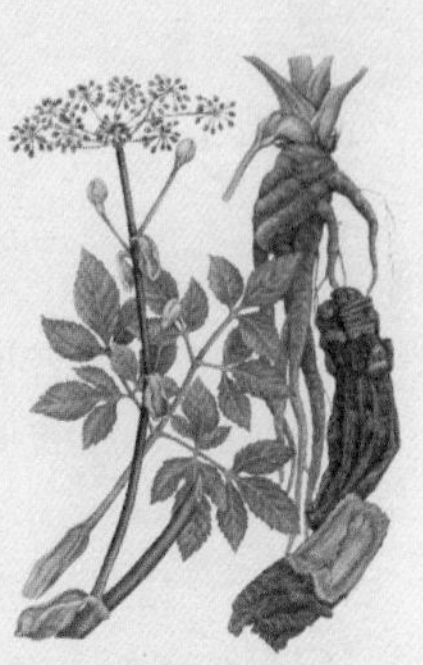

配方 独活、石斛、生姜、白茯苓（或赤茯苓）、白术各90克，牛膝、丹参、侧子（炮裂，去皮、脐）、萆薢各60克，薏苡仁、防风、肉桂、当归、山茱萸、人参、天雄（炮裂，去皮、脐）、秦艽、菊花、川芎各45克，生地120克，白酒22000毫升。

制作过程 ❶将前20味细锉，入布袋，置瓷瓮中，加入白酒，密封。❷浸泡5～7日，过滤去渣即成。

功效 补肾健脾，祛风除湿，舒筋壮腰，活血通络。

威灵仙

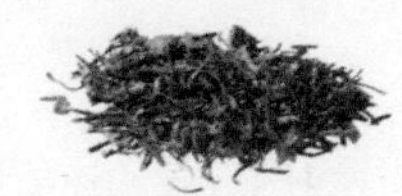

归性经味　味辛、咸，性温。归膀胱经。

功效主治

本品祛风湿，通经络，消骨鲠。主要适用于如下病症：

❶风湿痹痛　❷跌打损伤　❸各种骨鲠咽

用法用量

煎服，6～9克。治骨鲠可用30克。

注意事项

❶气虚血弱者慎用。

❷威灵仙所含原白头翁素为有毒成分，服用过量会引起中毒。

疗疾验方

疗腰脚诸痛

威灵仙500克，洗净，在好酒中浸泡7日，取出研为末，加面糊成丸，如梧桐子大。每服20丸，用泡药的酒送下。

治疗手足麻痹

威灵仙（炒）150克，生川乌头、五灵脂各120克，共研为末，以醋糊丸，如梧桐子大。每服7丸，盐汤送下。忌茶。

治疗胆石症

威灵仙60克，煎水内服，每日1剂。

治疗痔疮肿痛

威灵仙90克，水10升，煎汤先熏后洗痛处。

治疗呃逆

威灵仙、蜂蜜各30克，煎水内服。

威灵仙煮樱桃

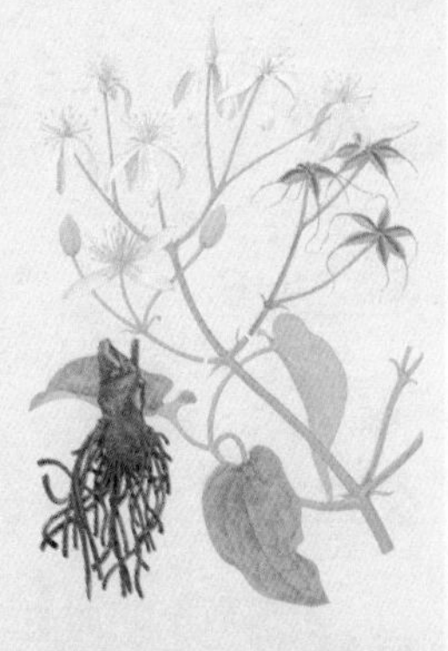

配方 威灵仙15克，樱桃250克，冰糖15克。

制作过程 ❶将威灵仙煎取汁液50毫升；樱桃洗净，去杂质；冰糖打碎成屑。❷药液、樱桃放入炖杯内，加水300毫升，置武火上烧沸，再用文火煮25分钟，加入冰糖屑即成。

功效 祛风湿，通经络。适用于风湿疼痛、瘫痪、四肢不仁、风湿腰腿疼痛等症。

木瓜

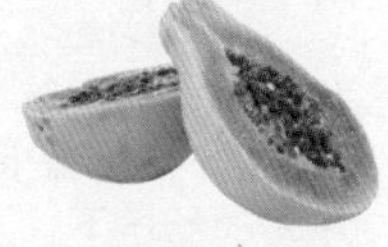

归性经味 味酸，性温。归肝、脾经。

功效主治

本品舒筋活络，除湿和胃。主要适用于如下病症：

❶风湿痹痛，筋骨无力，手足拘挛 ❷筋急项强，转侧不利 ❸湿困脾胃

用法用量

内服煎汤，6～9克。外用适量，煮熟捣敷或鲜品捣敷。

注意事项

胃酸过多、内有郁热、小便短赤者忌用。

疗疾验方

治疗脚筋挛痛

木瓜数个，加酒、水各半煮烂，捣成膏，趁热贴于痛处，外用棉花包好。1日换药3～5次。

治疗霍乱转筋

木瓜30克，酒1000毫升，煮服。不饮酒者煮汤服。另煮一锅药汤，用布浸药汤热敷足部。

治疗小儿尿频

生木瓜1个，切片泡酒1周，每次用生药9克，水煎服。每日1剂。

治疗脚癣

木瓜、甘草各30克，水煎去渣，凉温后洗脚5～10分钟。每日1剂。

木瓜煮泥鳅

配方 木瓜30克，泥鳅300克，料酒10克，姜5克，葱10克，盐3克，鸡精3克，鸡油3克，胡椒粉3克。

制作过程 ❶将木瓜润透，切片；泥鳅先放稀释盐水中，除去肠中杂物，再宰杀，去肠杂；姜切片，葱切段。❷将木瓜、泥鳅、姜、葱、料酒同放炖锅内，加水1500毫升，置武火上烧沸，再用文火煮25分钟，加入盐、鸡精、鸡油、胡椒粉即成。

功效 舒经活络，除祛湿邪。适用于风湿疼痛、阳痿、病毒性肝炎等症。

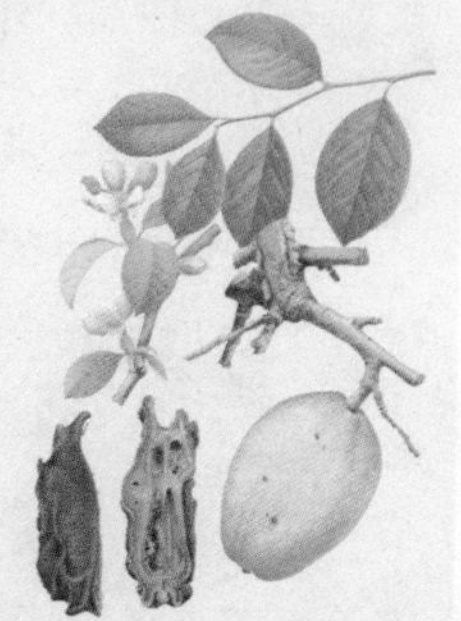

【祛风湿清热药】

秦艽

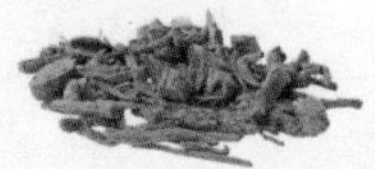

归经性味 味苦、辛，性微寒。归胃、肝、胆经。

功效主治

本品祛风湿，止痹痛，退虚热，清湿热。主要适用于如下病症：

❶风湿痹痛 ❷骨蒸潮热 ❸湿热黄疸 ❹湿热疮肿、湿疹 ❺止痛

用法用量

内服煎汤，6～12克。大剂量可用至30克。酒浸或入丸、散剂。外用研末撒。

注意事项

本品具有苦寒之性，脾胃虚寒者慎用。

疗疾验方

治疗小便艰难

秦艽30克，水一碗，煎取六成，分2次服。又方：秦艽、冬葵子各等份，共研为末。每服一小

匙，酒送下。

治疗小儿骨蒸潮热，瘦弱

秦艽、炙甘草各30克。每服3～6克，水煎服。

治疗黄疸

秦艽15克，浸500毫升酒中，空腹饮酒。

治疗暴泻、大渴、大饮

秦艽60克，炙甘草15克。每服9克，水煎服。

治疗暴泻、大渴、大饮

秦艽60克，炙甘草15克。每服9克，水煎服。

秦艽桂苓酒

配方 秦艽、牛膝、川芎、防风、肉桂、独活、茯苓各30克，杜仲、五加皮、丹参各60克，制附子、石斛、麦冬、地骨皮各35克，炮姜、薏苡仁各30克，火麻仁15克，白酒2000毫升。

制作过程 ❶将前17味捣碎，置容器中，加入白酒，密封。❷浸泡7～10日后，过滤去渣即成。

功效 祛风除湿，舒筋活络。适用于久坐湿地，风湿痹痛，腰膝虚冷等症。

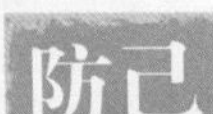

防己

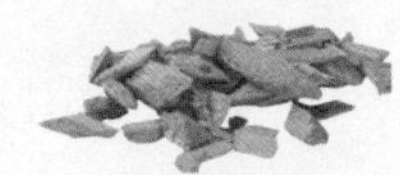

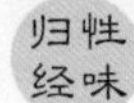

归性经味

味苦、辛，性寒。归膀胱、肾、脾经。

功效主治

本品祛风湿，止痛，利水消肿。主要适用于如下病症：

❶风湿痹痛　❷水肿，腹水

用法用量

内服煎汤，5～10克。祛风止痛多用广防己，利水退肿多用粉防己。

注意事项

本品苦寒之性较强，易伤脾胃，脾胃虚寒者慎用。

疗疾验方

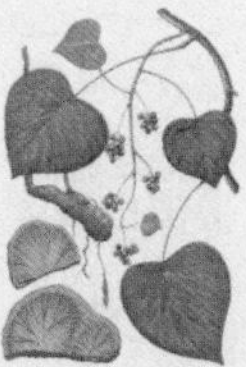

治疗伏暑吐泻

防己汤：防己30克，白芷60克。共研细末。每服3克，新汲水调下，不拘时候。

【祛风湿强筋骨药】

五加皮

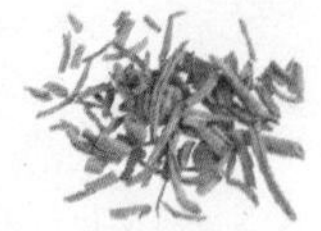

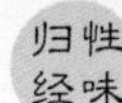

味辛、苦，性温。归肝、肾经。

功效主治

本品祛风湿，强筋骨，利尿。主要适用于如下病症：

❶风湿痹痛，筋骨拘挛 ❷肝肾不足 ❸水肿 ❹小儿行迟

用法用量

内服煎汤，5~15克，浸酒或入丸、散剂。外用鲜品捣敷。

注意事项

阴虚火旺者忌用。

疗疾验方

治疗腰痛

五加皮丸：五加皮、杜仲各等份，共研为末，用酒糊成丸，如梧桐子大。每服30丸，用温酒

送服。

治疗湿热黄疸

五加皮15克，羊蹄根15克。水煎服。

治疗小儿行迟

五加皮、川牛膝（酒浸2日）、木瓜各等份，共研为末。每服6克，空腹米汤调服，每日2次。主治小儿四五岁不能行走。

定风酒

配方 五加皮、生地、熟地、川芎、牛膝、秦艽各25克，核桃仁、天冬各50克，川桂枝15克，白酒10升，白蜂蜜500克，红砂糖500克，陈米醋500毫升。

制作过程 ❶将以上中药装入纱袋内，扎紧袋口。❷将白酒装入瓷瓶（罐）内，再放入白蜂蜜、红砂糖和陈米醋，搅匀，然后放入药袋，用豆腐皮封口，压上大砖，隔水蒸煮3小时，瓷瓶（罐）要大，以免酒沸溢出，取出埋土中7日即成。

功效 滋养肝肾，补血熄风，强筋壮骨，益智，通大便。适用于肝肾阴虚所致的肢体麻木、筋骨疼痛、头重脚轻、智力低下、便秘等症。

桑寄生

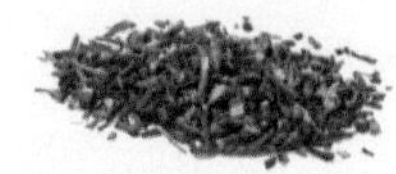

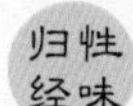

归性经味 味苦、甘，性平。归肝、肾经。

功效主治

本品祛风湿，益肝肾，强筋骨，安胎。主要适用于如下病症：

❶营血亏虚，肝肾不足 ❷胎漏下血，胎动不安

用法用量

煎汤，9~15克；或入丸、散剂；亦可浸酒或捣汁服。外用适量，捣烂敷。

注意事项

桑寄生药效平和，一般无副作用。但据现代报道，用桑寄生煎剂治疗精神分裂症时，有部分患者出现肝功能改变，应予注意。

疗疾验方

治疗毒痢便血

止痢方：桑寄生60克，防风、川芎各7.5克，

炙甘草9克，共研细末。每服6克，水煎服。

治疗腰膝酸痛

桑寄生、杜仲各15克，独活、当归、牛膝各9克。水煎服。

治疗高血压

单用桑寄生60克，水煎服。

治疗滑胎、腹痛、下血

桑寄生15克，菟丝子、续断各12克，阿胶10克，炼蜜为丸，或作煎剂。

寄生首乌蛋汤

配方 何首乌70克，桑寄生50克，鸡蛋3个，白糖20克。

制作过程 ①将何首乌、桑寄生、鸡蛋洗净后一同放入砂锅内，加清水适量。②武火煮沸后，文火煲40分钟，捞起鸡蛋去壳，再放入锅内煲40分钟，加白糖，煲沸即可，饮汤食蛋。

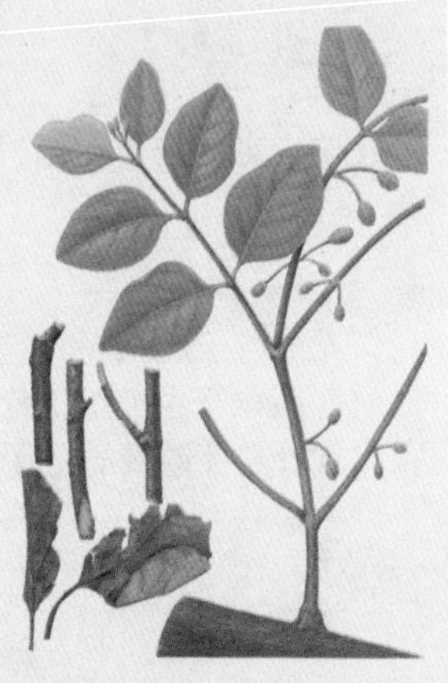

功效 滋补肝肾，固精止血。适用于贫血、肾虚遗精、崩漏带下等症。

第十章 芳香化湿常用药

凡气味芳香，具有化湿运脾作用的药物，称为『芳香化湿药』。

厚朴

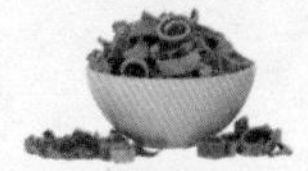

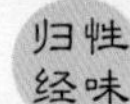

味苦、辛，性温。归脾、胃、肺、大肠经。

功效主治

本品行气燥湿，消积平喘。主要适用于如下病症：

❶湿阻中焦　❷肠胃积滞，腹胀便秘　❸痰饮喘咳

用法用量

煎服，3～10克。亦可入丸、散剂。

注意事项

脾胃气虚、津液不足者及孕妇慎用。

疗疾验方

治疗脾胃虚损

厚朴煎丸：厚朴（去皮，切片）、生姜（连皮，切片）各1000克，放入5升水中一起煎煮，干后去姜，焙干厚朴，再以干姜120克、甘草60克，

连同厚朴在水5升中煮干，去甘草，焙姜、厚朴并研为末；再加枣肉、生姜同煮熟，去姜，把枣肉、药末捣匀做成丸，如梧桐子大。每服50丸，米汤送下。

治疗气胀心闷，饮食不下

厚朴以姜汁炙焦后研为末。每服2匙，陈米汤调下，每日3次。

治疗月经不通

厚朴90克（炙，切细），加水3升，煎取1升，分2次空腹服下。3～4剂之后，即见特效。方中加桃仁、红花亦可。

噎嗝酒

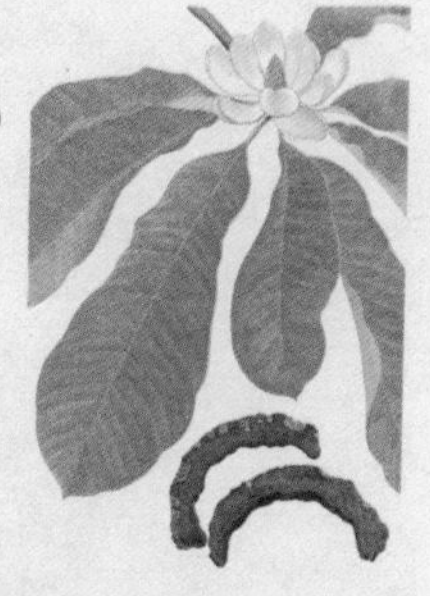

配方 厚朴15克，白豆蔻15克，橘饼15克，陈皮30克，荸荠60克，白糖60克，冰糖60克，蜂蜜30克，葡萄酒1000毫升。

制作过程 ❶将荸荠、厚朴、陈皮、白豆蔻、橘饼、冰糖盛酒瓶中，加入葡萄酒，盖严。❷每日搅拌1次，浸泡10日后，兑入白糖、蜂蜜，拌匀即成。

功效 行气，降逆，化痰。适用于胃酸少、吞咽梗阻不畅、嗳气时作、大便干结等症。

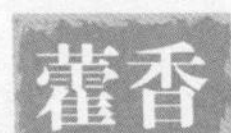

藿香

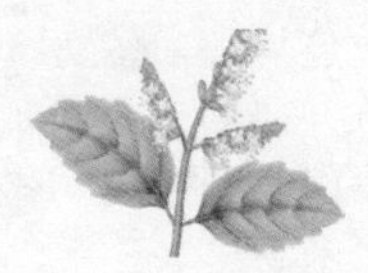

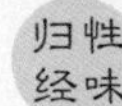

归性经味 味辛，性微温。归脾、胃、肺经。

功效主治

本品化湿，解暑，止呕。主要适用于如下病症：❶湿阻中焦 ❷暑湿证，湿温初起 ❸呕吐

用法用量

煎服，5～10克，鲜品用量加倍，不宜久煎；或入丸、散剂。

注意事项

阴虚火旺，舌绛光滑者不宜用。

疗疾验方

治疗口臭

藿香洗净煎汤，随时含嗽。

治疗霍乱吐泻

藿香叶、陈皮各15克，加水2碗，煎取1碗，温服。

治疗烂疮

藿香叶、细茶各等份，细茶烧成灰，用油调匀涂于藿香叶片上，贴在患处。

治疗胎气不安（气不升降，呕吐酸水）

香附、藿香、甘草各 6 克，共研为末。每服 6 克，加少许盐，以开水调下。

治疗暑天吐泻

滑石（炒）60 克、藿香 7.5 克、丁香 1.5 克，共研为末。每服 3 克，淘米水调服。

豆蔻藿香茶

配方 白豆蔻6克，藿香10克，半夏9克，陈皮10克，生姜2片。

制作过程 按原方药量比例，加大剂量，研成粗末备用。每日用30克，纱布包装，置保温瓶中，用沸水适量冲泡，盖闷15分钟后频频饮服。每日1剂。

功效 行气和中，消滞止呕。主治气滞、食滞、痰湿内停所致恶心、呕吐、胸闷腹胀、嗳气以及噎膈反胃等。

注意：肺胃火旺、口干唇燥及阴虚血燥、舌红唇干者忌用。

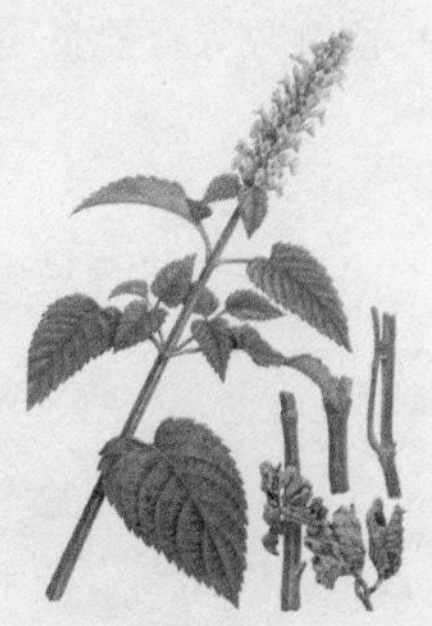

砂仁

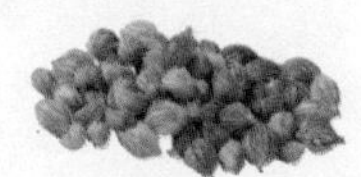

归经性味 味辛，性温。归脾、胃经。

功效主治

本品化湿行气，温中止呕止泻，安胎。主要适用于如下病症：

❶湿阻中焦，脾失健运 ❷脾胃虚寒吐泻 ❸妊娠恶阻，胎动不安

用法用量

内服水煎，3～6克，宜后下。腹痛胀满，胃呆食滞等宜生用；妊娠恶阻、胎动不安、腹痛泄泻、小便频数等宜盐炙用。

注意事项

阴虚有热者忌用。

疗疾验方

治疗妊娠呕吐

砂仁10克，粳米30克，生姜自然汁10毫升。砂

仁、粳米加水煮成粥后，每小碗加生姜汁10毫升，顿服。

治疗胎动不安

砂仁、料酒各适量。砂仁去皮，炒后研细末，以热料酒送下，每服3～6克。适用于孕妇因跌仆所致胎动不安。

治疗呃逆、呕吐

砂仁2克，细嚼后咽下。每日3次。

砂仁煲猪肚

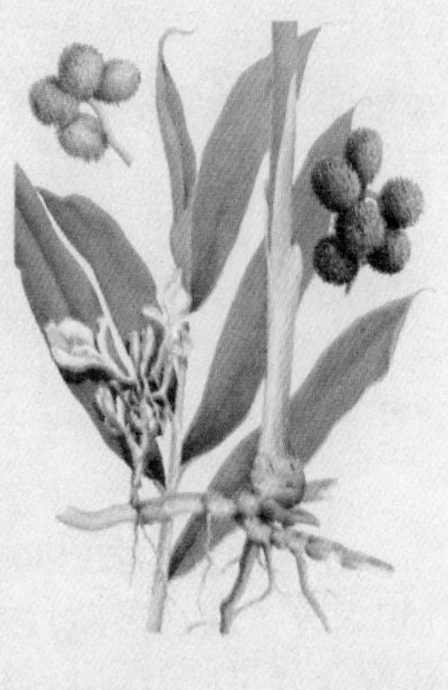

配方 砂仁10克，猪肚1个，姜10克，葱15克，料酒15克，盐3克。

制作过程 ❶将砂仁打成细粉；猪肚洗净，切成4厘米见方的块；姜拍破，葱切段。❷将猪肚、姜、葱、料酒和砂仁放入锅内，加水适量，置武火上烧沸，再倒入瓷煲内，用文火煲50分钟，加入盐搅匀即成。

功效 暖胃，止痛，止呕。对寒邪犯胃之胃溃疡病患者尤佳。

苍术

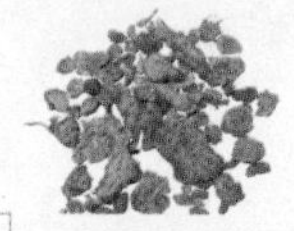

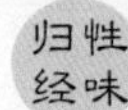

味辛、苦，性温。归脾、胃经。

功效主治

本品燥湿健脾，祛风湿。主要适用于如下病症：

❶脾为湿困　❷痹证　❸风寒湿邪袭表

用法用量

煎汤，3～9克；也可熬膏或入丸、散剂。

注意事项

阴虚内热者慎用。

疗疾验方

治疗窦性心动过速

苍术20克，水煎30分钟，取液150毫升，加水再煎1次，合并2次药液，分早晚2次服。3日为1个疗程，一般用2～3个疗程。心率达每分钟150次以上者苍术用30克。

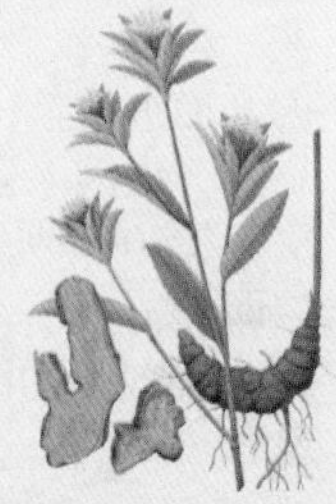

第十一章 利水渗湿常用药

凡能通利水道，渗泻水湿，以治疗水湿内停病症为主要作用的药物，称为『利水渗湿药』。

【利水消肿药】

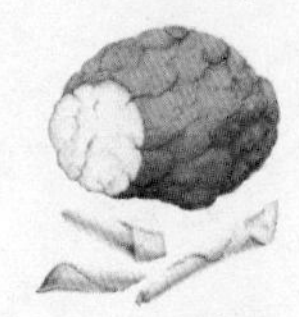

茯苓

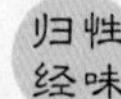

味甘、淡，性平。归心、脾、肾经。

功效主治

本品利水渗湿，健脾安神。主要适用于如下病症：

❶水湿证　❷脾虚湿盛　❸心悸，失眠

用法用量

煎汤，9～15克；或入丸、散剂。治水湿证、脾虚证宜生用；治心悸、失眠宜用朱砂拌。

注意事项

虚寒滑精或气虚下陷者忌服。

疗疾验方

治疗心神不定，恍惚健忘

茯苓60克（去皮）、沉香15克，共研为末，炼蜜为丸，如小豆大。每服30丸，饭后以人参汤送下。

治疗小便频多

茯苓（去皮）、干山药（去皮）在明矾水中渍过，焙干等分，共研为末。每服6克，米汤送下。

治疗滑痢不止

白茯苓30克、木香（煨）15克，共研为末。每服6克，紫苏木瓜汤送下。

治疗脱发

茯苓500～1000克。研细末，每次6克，白开水冲服，每日3次，1个月为1疗程。

茯苓粉蒸排骨

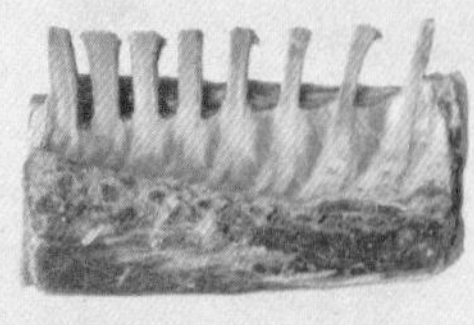

配方 茯苓20克，排骨500克，大米100克，料酒15克，酱油15克，盐6克，白糖10克，八角10克，花椒6克，姜6克，葱15克。

制作过程 ❶将茯苓烘干，打成粗粉；大米、八角、花椒炒香，打成粗粉；姜、葱洗净，姜切粒，葱切花。❷排骨洗净，剁成3厘米长的段。❸将排骨放入蒸盆内，放入大米、八角、花椒、茯苓粉、料酒、酱油、盐、味精、白糖、姜粒、葱花，抓匀。❹将蒸盆置武火大气蒸笼内，蒸45分钟即成。

功效 补气血，健脾胃，渗湿利水。适用于气血两亏，脾胃虚弱，水肿，小便不畅，更年期综合征等。

泽泻

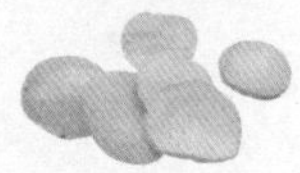

归经性味 味甘、淡，性寒。归肾、膀胱经。

功效主治

本品利水渗湿，泄热。主要适用于如下病症：
❶水湿停滞 ❷淋浊带下，肾阴虚火旺

用法用量

煎汤，6～12克；或入丸、散剂。

注意事项

肾虚滑精、无湿热者禁服。

疗疾验方

治疗水湿肿胀

泽泻、白术各30克，共研为末。每服9克，茯苓汤送下。

治疗暑天吐泻（头晕，渴饮，小便不利）

泽泻、白术、茯苓各9克，加水1碗、姜5片、灯芯10根，煎取八成，温服。

治疗眩晕

泽泻汤：泽泻15克，白术15克，水煎服。

泽泻益肾乌发汤

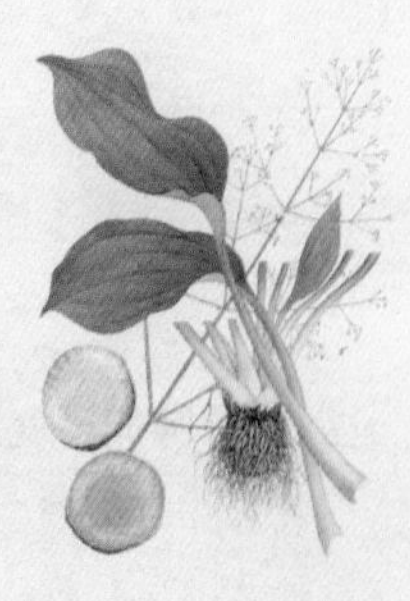

配方 泽泻10克，熟地15克，淮山药15克，丹皮6克，山茱萸15克，何首乌20克，当归6克，红花6克，菟丝子50克，天麻15克，侧柏叶6克，黑豆60克，黑芝麻50克，核桃肉5个，羊肉500克，羊头1个，羊骨500克，生姜10克，葱白20克，胡椒粉6克，味精3克，盐4克，料酒15克。

制作过程 ❶羊肉、羊头（敲破）、羊骨（敲破）用清水洗净；羊肉片去筋膜，入沸水锅内氽去血水，同羊头、羊骨一起放入锅中（羊骨垫底）。❷将熟地、泽泻等11味中药用纱布袋装好，扎紧入锅中；生姜拍松，葱切段，与黑豆、黑芝麻、核桃肉同时下锅，加清水3000毫升，放入料酒。❸将炖锅置武火上烧沸，打去浮沫，捞出羊肉，切2厘米宽4厘米长的块，入锅中用文火炖1小时。捞出药袋，在汤内加入盐、味精、胡椒粉，搅匀即成。

功效 温补肾阳，壮腰益精。适用于肾虚腰酸、阳痿遗精、阳虚泄泻等症。

薏苡仁

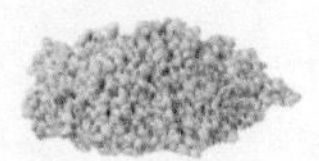

归性经味 味甘、淡，性微寒。归脾、胃、肺经。

功效主治

本品利水渗湿，健脾除痹，清热排脓。主要适用于如下病症：

❶风湿痹痛，四肢拘挛 ❷水湿证 ❸脾虚泄泻 ❹肺痈，肠痈

用法用量

煎服，9~30克。清利湿热宜生用，健脾止泻宜炒用。本品力缓，用量宜大。除入汤、丸、散剂外，亦可煮粥食用，为食疗佳品。

注意事项

❶薏苡仁性滑利，所含的薏苡仁油有收缩子宫作用，故孕妇慎用。

❷津液不足者慎用。

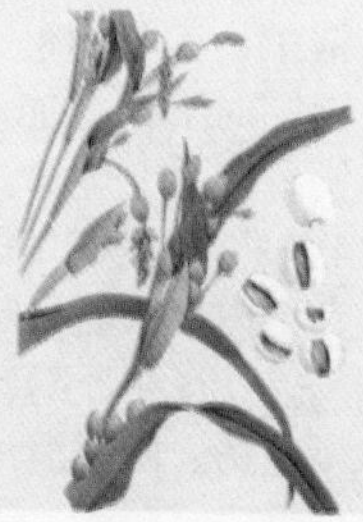

疗疾验方

治疗咳嗽

薏苡仁汤：薏苡仁90克，甘草60克，桔梗30克。上锉如麻豆大。每服15克，水煎，入糯米为引，米软为度。饭后服。

治疗风湿痹痛、水肿

薏苡仁粉末煮粥，每日食用。

治疗唇肿

薏苡仁30克，防风、赤小豆各6克，水煎去渣。每次20毫升，温服，每日3次。

治疗荨麻疹

薏苡仁15克，蜜枣30克。酒煎服。

治疗扁平疣

薏苡仁30克，紫草15克，煎汤代茶常饮。

苡仁白鸭汤

配方 薏苡仁20克，白鸭1只，料酒10克，盐4克，味精3克，姜5克，葱10克，胡椒粉3克。

制作过程 ❶将白鸭宰杀后，去毛桩、内脏及爪；薏苡仁去泥沙，淘洗干净；姜拍松，葱切段。❷将白鸭、薏苡仁、姜、葱、料酒同放炖锅内，加清水3000毫升，置武火上烧沸，再用文火炖45分钟，加入盐、味精、胡椒粉即成。

功效 利水，消肿，祛疣，减肥。

【利尿通淋药】

车前子

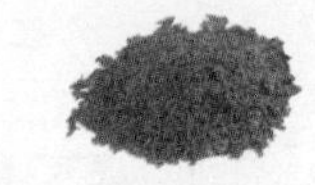

归经性味 味甘，性寒。归肾、肝、肺经。

功效主治

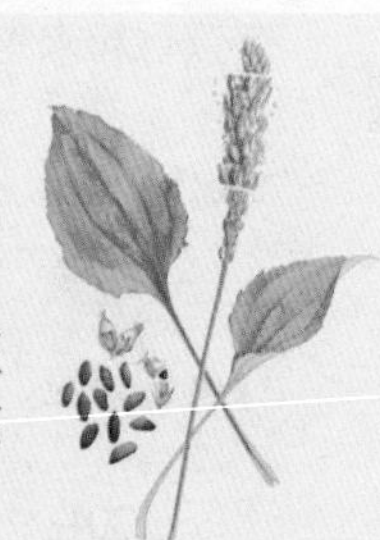

本品利尿通淋，渗湿止泻，清肝明目，清肺化痰。主要适用于如下病症：

❶湿热下注的水肿、淋证 ❷湿盛泄泻 ❸目疾 ❹肺热咳嗽，痰多黄稠

用法用量

煎汤，9~15克；或入丸、散剂。外用适量，水煎洗或研末调敷。本品含黏液质，故煎时以纱布包煎为宜。

注意事项

❶无湿热者及孕妇慎用。

❷肾虚精滑者慎用。

疗疾验方

治疗高血压

每日取车前子9～18克，水煎2次，代茶饮。

治疗新生儿脐炎

车前子适量，洗净焙干或炒干，研成极细粉末。用生理盐水将患儿脐部洗净，取车前子粉撒脐上，以覆盖创面为宜，并用无菌纱布包扎，隔日换药1次。

治疗小儿泄泻

车前子10克，炒麦芽20克，红高粱糠（炒）20克。煎浓汁，口服。

治疗小便血淋作痛

车前子晒干为末，每服6克，车前叶煎汤送服。

车前子红枣田螺

配方 车前子30克，红枣10枚，活田螺1000克。

制作过程 ❶先用清水静养田螺1～2天，经常换水以漂去污泥。❷将田螺去壳，收拾干净；红枣去核，洗净。❸用纱布包车前子，与红枣、田螺一齐放入锅内，加清水适量，武火煮沸后，文火煲2小时，饮汤吃螺肉。

功效 利水通淋，清热祛湿。多用于泌尿系感染、前列腺炎、泌尿系结石等证属湿热者。

滑石

归性经味 味甘、淡，性寒。归胃、膀胱经。

功效主治

本品利水通淋，清热解暑，收湿敛疮。主要适用于如下病症：

❶湿热淋证 ❷暑湿，湿温 ❸湿疹，湿疮 ❹痱子

用法用量

煎服，9～15克，宜布包。外用适量。

注意事项

脾虚、滑精、热病伤津者及孕妇忌用。

疗疾验方

治疗伏暑吐泄（尿赤，心烦，口渴）

玉液散：优质滑石（烧过）120克、藿香3克、丁香3克，共研为末。每服6克，米汤送下。

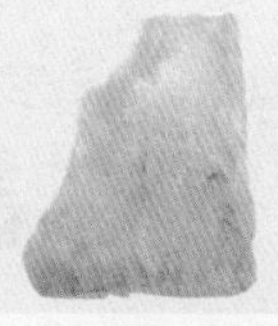

治疗小便不通

取滑石粉适量，加车前草汁调匀，涂在脐的周围，药干即换。冬天没有车前草汁，可用水代。

治疗小儿胃热流涎

滑石、生石膏各18克，甘草3克。每日1剂，水煎服。

治疗粉刺

滑石15克，黄蜡3克，巴豆30克。上药共研为细末，每用少许，洗面，每日1次。

滑石黄芪炖乌鸡

配方 滑石、黄芪各30克，菟丝子25克，肉苁蓉、茯苓各20克，楮实、车前子、扁豆花、穿山甲各15克，王不留行12克，甘草5克，乌鸡1只（750克），料酒10克，盐5克，味精3克，胡椒粉3克，姜5克，葱10克，上汤2800毫升。

制作过程 ❶将前11味药物洗净，装入纱布袋内，扎紧口；乌鸡宰杀后，去毛桩、内脏及爪；姜拍松，葱切段。❷将药袋、乌鸡、姜、葱、料酒同放炖锅内，加入上汤，置武火上烧沸，再用文火炖35分钟，加入盐、味精、胡椒粉即成。

功效 补气血，滋阴，除湿热。适用于气血两亏，湿热型不射精症。

通草

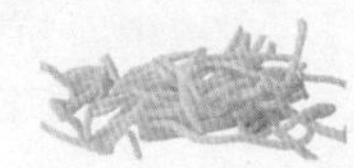

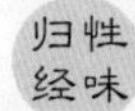

味甘、淡，性微寒。归肺、胃经。

功效主治

本品清热利湿，通气下乳。主要适用于如下病症：

❶湿热淋证 ❷湿温 ❸产后乳汁不通 ❹水肿

用法用量

煎服，3～5克。

注意事项

❶孕妇慎用。

❷气阴两虚、内无湿热者慎用。

疗疾验方

治疗产后缺乳

通草10克，绿茶2克，小麦25克。通草和小麦加水350毫升，煮沸15分钟后加入绿茶。分3次服，宜复煎续饮，每日1剂。

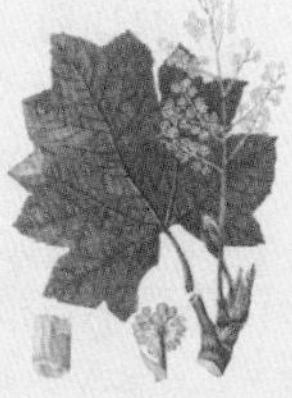

灯芯草

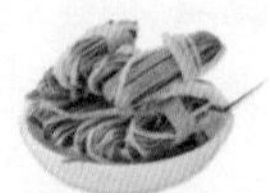

归经性味 味甘、淡，性微寒。归心、肺、小肠经。

功效主治

本品利尿通淋，清心除烦。主要适用于如下病症：

❶湿热淋 ❷水肿 ❸心烦不眠，小儿夜啼 ❹喉痹

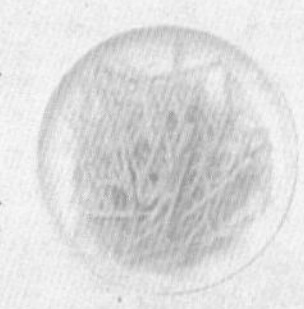

用法用量

煎服，1.5～2.5克。或入丸、散剂。

注意事项

下焦虚寒，小便不禁者忌服。

疗疾验方

治疗口疮

灯芯炭适量，研末，涂抹患处。

治疗伤口流血

灯芯草嚼烂敷患处。

【利湿退黄药】

金钱草

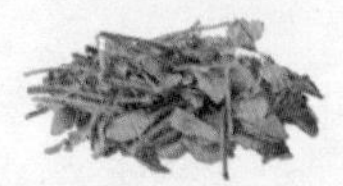

归经 性味 味甘、淡，性微寒。归肝、胆、肾、膀胱经。

功效主治

本品除湿退黄，利尿通淋，解毒消肿。主要适用于如下病症：

❶湿热黄疸　❷石淋，热淋　❸疮痈肿毒，毒蛇咬伤

用法用量

煎服，15～60克。鲜品加倍，外用适量。

注意事项

皮肤过敏者，当慎用鲜品煎水熏洗。

疗疾验方

治疗小儿泄泻

鸡蛋1枚，金钱草30克，蜂蜜60克。水煎金钱草取浓汁，趁沸时冲鸡蛋，调入蜂蜜，搅匀顿服。每日3次。

治疗膀胱结石

化石汤：金钱草、龙须草、车前草各15克。水煎服。

治疗胆、肾结石

金钱草10克，绿茶1克。沸水冲泡，加盖，5分钟后可饮。每日饮服，饮后杯中略留余汁，再泡再饮，直至冲淡为止。

治疗急性胆囊炎、胆石症

金钱草30克，虎杖根15克。上药研成粗末，置保温瓶中，以沸水500毫升冲泡20分钟，代茶饮用。疼痛者加郁金15克。

金钱草粥

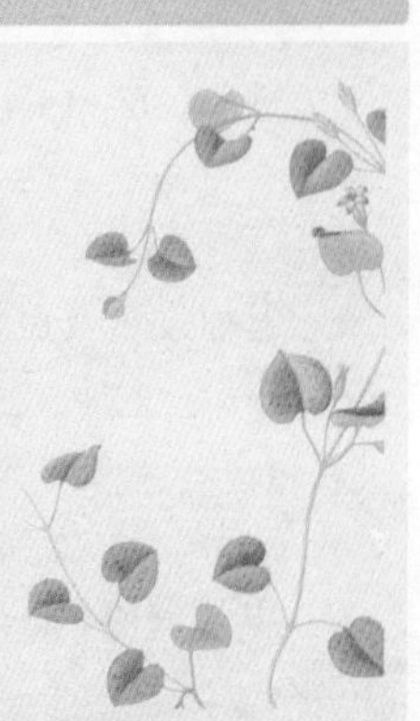

配方 鲜金钱草60克，粳米50克，冰糖15克。

制作过程 ❶粳米淘洗干净，用冷水浸泡30分钟，捞出，沥干水分。❷金钱草洗净，水煎取汁。❸将粳米倒入药汁中，加水适量，煮成粥，入冰糖拌匀，随意服食。

功效 清热祛湿，利胆退黄。适用于湿热蕴积于肝胆、胆道结石、胁下常痛、厌食油腻等。

茵陈

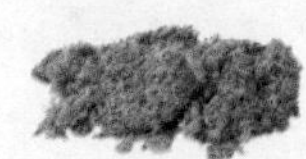

归性经味 味苦，性微寒。归脾、胃、胆经。

功效主治

本品清利湿热，利胆退黄，为治黄疸之要药。主要适用于如下病症：

①黄疸 ②湿疮瘙痒

用法用量

煎服，6～15克。外用适量。

注意事项

蓄血发黄及血虚萎黄者慎用。

疗疾验方

治疗急性黄疸型肝炎

单味茵陈30～45克，水煎服。每日1剂，分3次服。

治疗遍身风痒

用茵陈煮浓汤洗浴即愈。

第十二章 化痰止咳平喘常用药

化痰药和止咳平喘药的合称。化痰药多兼止咳、平喘之功，止咳平喘药常兼化痰之效，因此将两者合称为『化痰止咳平喘药』。

【化痰药】

半夏

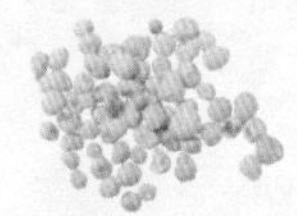

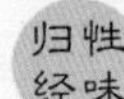

味辛，性温。有毒。归脾、胃、肺经。

功效主治

本品内服燥湿化痰，降逆止呕，消痞散结；外用消肿止痛。主要适用于如下病症：

❶寒痰，湿痰 ❷各种呕吐症 ❸痰湿内阻所致胸脘痞闷 ❹痈疽发背，无名肿毒，毒蛇咬伤

用法用量

煎服，3~9克。内服宜炮制后用。生品外用适量。

注意事项

❶半夏有毒，内服切不可用生品（生半夏）。

❷不宜与乌头配伍。

❸本品性温燥，阴虚燥咳、血证、痰热者慎用。

疗疾验方

治疗暑疟

玉龙丸：制半夏不拘多少，研为细末，生姜

自然汁为丸，如梧桐子大。每服30丸，于未发之先以白汤送下。

治疗痰热咳嗽

小黄丸：制半夏、天南星各30克，黄芩30克，共研为末，加姜汁浸，蒸饼做成丸，如梧桐子大。每服50～70丸，饭后以姜汤送下。

治疗重症妊娠恶阻

清半夏、山药末各30克。先用文火煎半夏45分钟，然后去渣调入山药末，再煎三四沸后调入适量白糖服，每日1剂。亦可随症加减。

薯蓣半夏粥

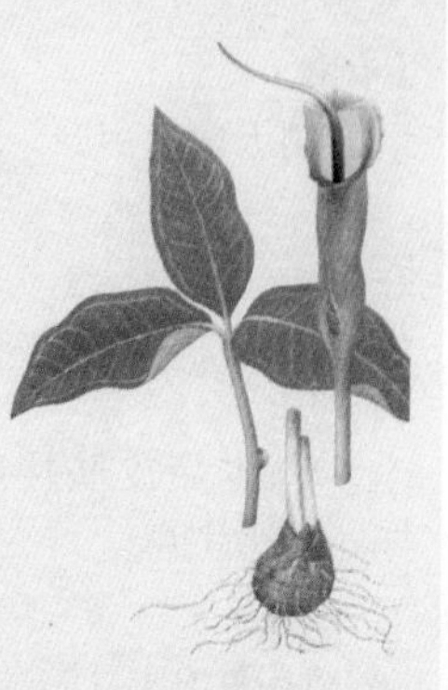

配方 生山药30克，制半夏30克，白糖适量。

制作过程 ❶将制半夏用温水洗5次，去矾味，倒入锅内，置文火上煎熬，取汁2杯；生山药切碎，研成细末，然后将半夏汁倒入山药粉中，拌匀。❷将山药粉放入锅中，加水适量，置文火上熬煮3～5分钟，食时加白糖即可。

功效 健胃和中，降逆止呕。适用于脾胃虚弱、气逆上冲、呕吐、骨质疏松等症。

天南星

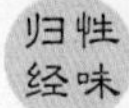

味苦、辛，性温。有毒。归肺、肝、脾经。

功效主治

本品内服燥湿化痰，祛风解痉；外用消肿止痛。主要适用于如下病症：

❶顽痰阻肺，壅塞不去 ❷风痰证 ❸痈疽，瘰疬，毒蛇咬伤等

用法用量

制天南星煎服，3～9克。外用生品适量。

注意事项

❶本品温燥毒烈之性强，故阴虚燥咳者及孕妇忌用。

❷本品皮肤接触、误食或过量可致不良反应，甚则中毒。

疗疾验方

治疗口眼㖞斜

将天南星（生）研为末，用姜汁调匀。病在

左，敷右侧；病在右，敷左侧。

治疗吐泻不止，四肢厥逆

回阳散：将制天南星研为末，每次取9克，加枣2枚，水2盅，煎取八成，温服。无效可再服。

治疗乳痈将成

消毒膏：妇人乳赤肿，欲作痈者，天南星为末，以生姜汁调涂之，有预防之功。

治疗身面疣子

用醋调天南星末涂搽患处。

治疗带状疱疹

生南星10克，山慈姑12克，蚤休10克。将上等好酒200毫升放入粗碗内，再用上药磨酒，磨完后用药汁搽患处。每日3次，连用3～7日。

皂荚南星酒

配方 皂荚、制天南星各50克，白酒500毫升。

制作过程 ❶将前2味切碎，置容器中，加入白酒，密封。❷隔水煮沸后，浸泡7日，过滤去渣即成。

功效 祛风痰，利湿毒。适用于中风口眼㖞斜、头痛、头风、咳嗽痰喘、肠风便血、风湿等症。

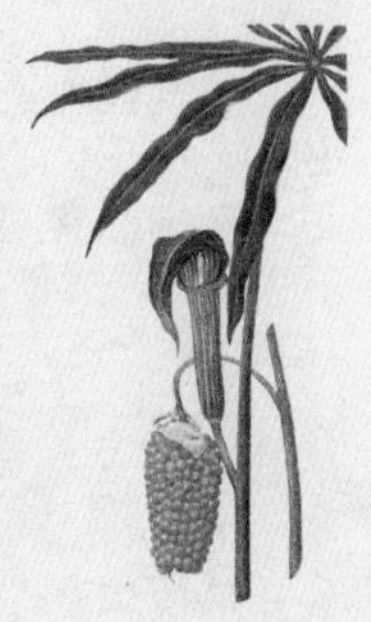

桔梗

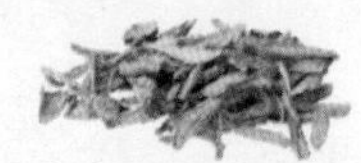

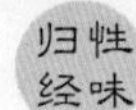

味苦、辛，性平。归肺经。

功效主治

本品宣肺祛痰，利咽排脓。主要适用于如下病症：

❶各种咳嗽痰多症 ❷咽痛失音 ❸肺痈

用法用量

煎汤，3～10克；或入丸、散剂。外用适量，烧灰研末敷。

注意事项

❶气机上逆，呕吐、呛咳、眩晕，以及阴虚火旺咳血等不宜用。

❷本品含皂苷，对胃黏膜有刺激作用，用量不宜过大，过量易致恶心呕吐。

疗疾验方

治疗痰嗽喘急

桔梗30克，研细，用童便500毫升，煎取400毫升，去渣后温服。

治疗肺痈咳嗽

桔梗汤：桔梗30克，甘草60克，加水3升，煮取1升，分次温服。吐出脓血，是病渐愈之象。

治疗细菌感染型肺炎

桔梗15克，鱼腥草36克。水煎至200毫升，每日3～4次。

桔梗蒸鱼肚

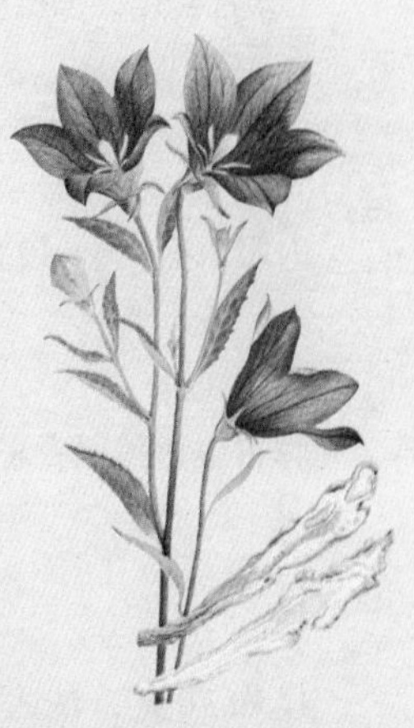

配方 桔梗20克，鱼肚250克，料酒10克，姜3克，葱10克，鸡汤150毫升，鸡油25克。

制作过程 ❶将桔梗润透，切片；鱼肚发好，切2厘米宽、4厘米长的条块；姜切片，葱切段。❷桔梗、鱼肚放入蒸盘内，加入姜、葱、盐、鸡精、鸡油、鸡汤，置武火大气蒸笼内蒸30分钟即成。

功效 宣肺祛痰，补肾益精。适用于肾虚、遗精、吐血、崩漏、创伤出血等症。

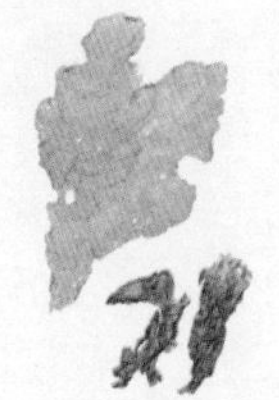

昆布

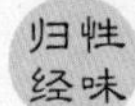

归性经味 味咸，性寒。归肝、肾经。

功效主治

本品消痰软坚，利水消肿。主要适用于如下病症：

❶痰滞经络，郁结成块诸证 ❷睾丸肿痛 ❸水肿、脚气浮肿

用法用量

内服水煎，6～12克。

注意事项

脾胃虚寒蕴湿者忌用。

疗疾验方

治疗瘿气结核，瘰疬肿硬

昆布30克，洗去咸汁，晒干研为末。每取3克，以棉裹好，放醋中浸后取出，口含咽汁，味尽即换。

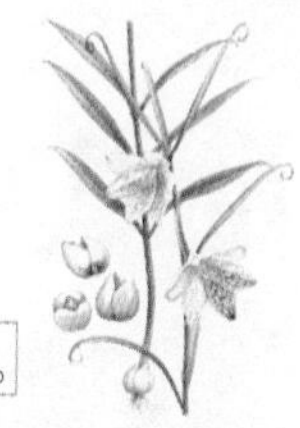

川贝母

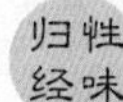

味苦、甘，性微寒。归肺、心经。

功效主治

本品清热化痰，润肺止咳，散结消肿。主要适用于如下病症：

❶肺热、肺燥 ❷阴虚劳热 ❸痰热郁结所致瘰疬 ❹热毒壅结所致疮痈、乳痈

用法用量

煎服，3～6克；研末服，1～2克。

注意事项

❶川贝母反乌头。

❷寒痰、湿痰者不宜用。

疗疾验方

治疗乳汁不下

二母散：贝母、知母、牡蛎粉各等份，共研细末。每服6克，猪蹄汤调服。

海藻

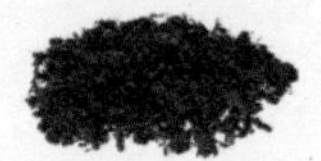

归经性味　味咸，性寒。归肝、肾经。

功效主治

本品性能、功效均与昆布类似，可消痰软坚，利水消肿。主要适用于如下病症：

❶瘰疬、瘿瘤　❷脚气浮肿、水肿　❸睾丸肿痛

用法用量

煎服，10～15克。

注意事项

❶海藻反甘草。

❷气虚、阴虚、脾胃虚寒者忌用。

疗疾验方

治疗项下瘰疬

海藻酒：用海藻500克，装薄布袋中，以清酒2升浸泡，春季浸3日。每服20毫升，每日3次。药渣

晒干，研为末，每服1匙。连服几剂，即消瘰疬。

治疗蛇盘瘰疬，头项交接

海藻（荞面炒）、白僵蚕（炒）各等份，共研为末，加白梅汤调成丸，如梧桐子大。每服60丸，米汤送下。

治疗水肿、睾丸肿痛等

海藻15克，水煎服，1日2次，或用海藻晒干研末为丸，每服5克，1日2次。

防治高血压、动脉硬化

海藻适量，水煎服。

海鲜炖黑豆

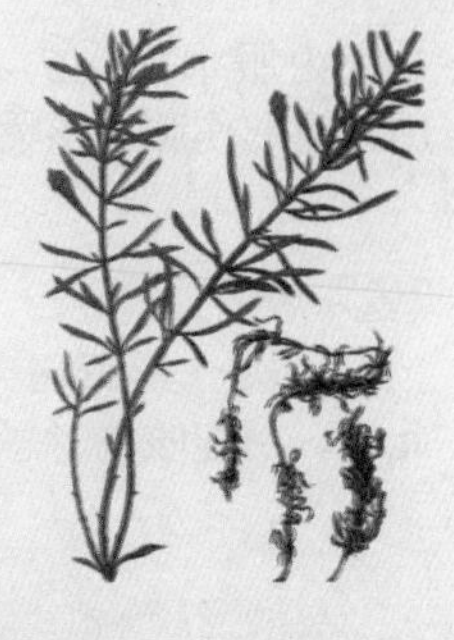

配方 海藻50克，海带50克，海参50克，黑豆200克，盐5克。

制作过程 ❶ 把海藻洗净；海带切丝；海参发透，顺切长条；黑豆洗净，去泥沙。❷ 把海藻、海带、海参、黑豆共置炖锅内，加入清水1000毫升。❸ 把炖锅置武火上烧沸，再用文火炖90分钟，加盐即可。

功效 补气血，降血压。为高血压患者常食菜肴。

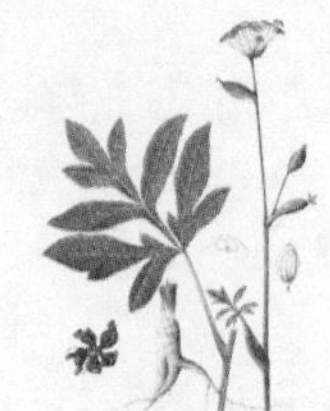

前胡

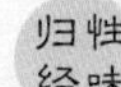

味苦、辛，性微寒。归肺经。

功效主治

本品降气化痰，宣散风热。主要适用于如下病症：

❶热痰阻肺，肺气上逆 ❷湿痰、寒痰所致咳喘痰多 ❸外感风热 ❹外感风寒

用法用量

内服水煎，6～10克。风热咳嗽多痰者多生用，燥邪伤肺之咳嗽宜蜜炙用。

注意事项

皂荚、藜芦这类的药物不适宜和前胡同用。此外，阴虚咳喘者忌用。

疗疾验方

治疗伤风咳嗽

前胡、苏叶、薄荷各9克，金钱草15克。水煎服。

【止咳平喘药】

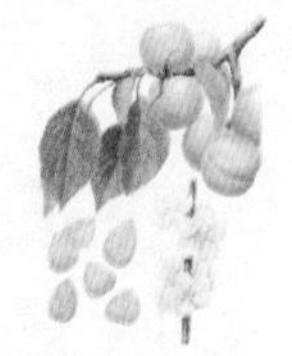

苦杏仁

归经性味 味苦，性微温。有小毒。归肺、大肠经。

功效主治

本品止咳平喘，润肠通便。适用于如下病症：

①各种原因引起的咳嗽 ②肠燥便秘

用法用量

煎服，4.5～9克。宜打碎入煎。苦杏仁炒用，可去小毒。制霜后（去油脂），无滑肠作用，且可破坏酶活性，便于贮存。

注意事项

①苦杏仁有小毒，成人服60克便可能致死。

②婴幼儿慎用。

疗疾验方

治疗受寒所致咳嗽气喘

苦杏仁9克，麻黄3克，甘草6克。水煎服，每日1剂，分2次服。

桑白皮

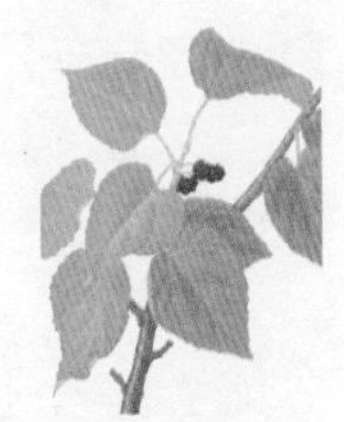

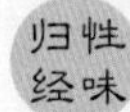

味甘，性寒。归肺经。

功效主治

本品泻肺平喘，利水消肿。主要适用于如下病症：

❶肺热喘咳 ❷痰热阻肺，喘息胸闷 ❸咳喘痰鸣兼有风寒表证 ❹水肿

用法用量

煎服，5~15克。利水及清肺平喘宜生用；肺虚咳喘宜蜜炙用。

注意事项

❶风寒咳嗽和水肿属寒者不宜用。

❷小便清长频数者忌用。

疗疾验方

治疗流行性乙型脑炎

桑白皮15克，赤小豆50克。上药水煎，代茶饮。

枇杷叶

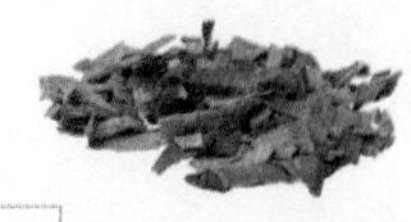

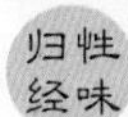

味苦，性微寒。归肺、胃经。

功效主治

本品清肺化痰止咳，降逆止呕。主要适用于如下病症：

❶各种咳喘 ❷胃热呕吐

用法用量

煎服，5～10克。止咳宜炙用；止呕宜生用。枇杷叶蜜炙之后，可以增强润肺止咳的作用。

注意事项

枇杷叶清泄苦降，故寒咳及胃寒呕逆者慎用。

疗疾验方

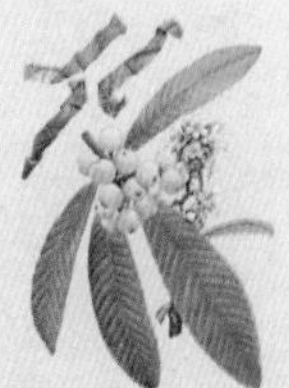

治疗痘疮溃烂

枇杷叶500克，煎汤，药液洗患处。每日数次。

白果

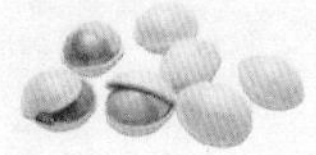

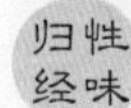

味甘、苦、涩，性平。有毒。归肺经。

功效主治

本品敛肺定喘，止带缩尿。主要适用于如下病症：

❶咳喘痰多　❷带下量多，小便白浊　❸小便频数，遗尿

用法用量

捣碎煎服，4.5～9克。炒用可降低其毒性，故宜炒用。

注意事项

本品有毒（含银杏毒），若服用过量，轻者出现消化道症状，重者致呼吸麻痹而死亡，故不可过量。小儿慎用。

疗疾验方

治疗哮喘痰嗽

鸭掌散：白果5颗，麻黄7.5克，炙甘草6克。

加水一杯半，煎取八分，临睡前服。

治疗赤白带下

白果、莲肉、糯米各15克，胡椒4.5克。共研为末，以乌骨鸡1只，去肠填药，瓦器煮烂，空腹服下。

治疗神经性头痛

带壳生白果60克，捣裂放入砂锅里，加水500毫升，文火煎至300毫升，取药液于1日内分2次服完。1剂可连煎3次，服3日。

白果绿豆煮猪肺

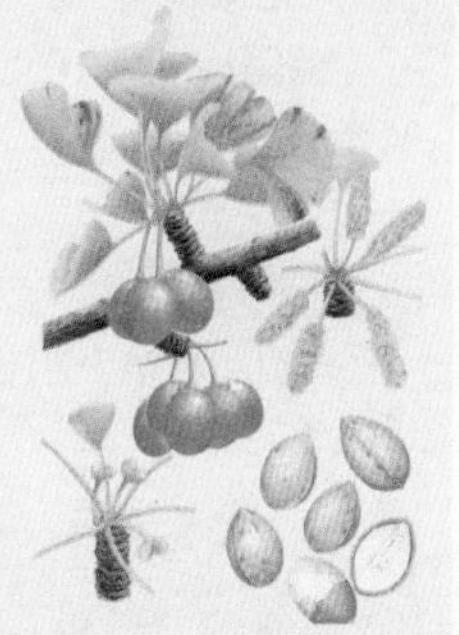

配方 白果15克，绿豆50克，猪肺1具，料酒10克，姜5克，葱10克，盐5克，上汤1500毫升。

制作过程 ①白果去壳及心；绿豆洗净去杂质；猪肺洗净，切成4厘米见方的小块；姜拍松，葱切段。②把猪肺放入炖锅内，加入上汤1500毫升，放入料酒、姜、葱、盐、白果、绿豆。③把炖锅置武火上烧沸，打去浮沫，再用文火煮1小时即成。

功效 敛肺气，定痰喘，化水饮。适用于肺心病饮邪恋肺患者。

款冬花

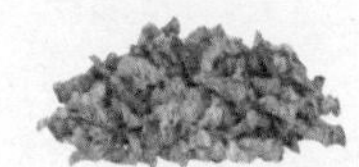

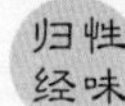

味辛、微苦，性温。归肺经。

功效主治

本品润肺止咳化痰。主要适用于如下病症：

❶各种咳喘　❷肺痈

用法用量

煎服，5~10克。外感暴咳宜生用，阴虚久嗽宜蜜炙用。

注意事项

阴虚阳亢、阴伤咯血者慎用。

疗疾验方

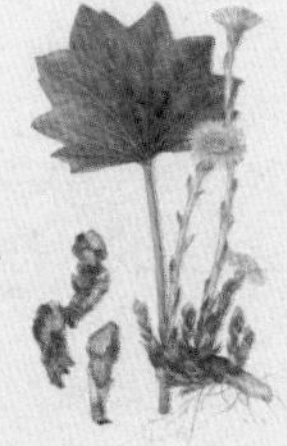

治疗痰嗽带血

款冬花、百合各等份，蒸、焙后共研为末，炼蜜为丸，如龙眼大。每天临睡时嚼服1丸，姜汤送下。

第十三章 安神常用药

凡能安定神志，以治疗心神不安、神志失常病症为主的药物，称为『安神药』。

【养心安神药】

远志

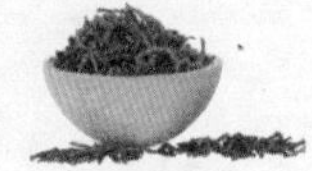

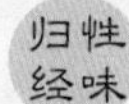

味苦、辛，性微温。归心、肾、肺经。

功效主治

本品宁心安神，祛痰开窍，消散痈肿。主要适用于如下病症：

❶心血不足、心肾不交 ❷咳嗽痰多、稠黏不爽等 ❸痰迷心窍 ❹痈疽肿痛

用法用量

煎服，5 ~ 10克。治痈疽，单用研末，料酒送服，并外用适量调敷患处。远志用甘草汤浸泡炮制，可降低远志皂苷对胃黏膜的刺激，同时甘草可增强远志豁痰镇咳之效；用蜂蜜炙制可增强其润肺止咳作用。

注意事项

❶本品易引起恶心，胃溃疡、胃炎患者慎用。

❷心肾有火，阴虚阳亢者忌服。

疗疾验方

治疗各种痈疽

远志放入淘米水中浸洗，捶去心，研细。每服9克，以温酒一杯调末，澄清片刻，饮汁，药渣外敷患处。

治疗喉痹作痛

远志肉研为末，吹入喉中，以涎出为度。

锁阳远志炖乌鸡

配方 远志5克，锁阳20克，煅龙骨12克，煅牡蛎12克，党参25克，金樱子12克，砂仁6克，黄柏6克，生甘草6克，五味子6克，炙黄芪30克，乌鸡1只，料酒10克，盐5克，味精3克，胡椒粉3克，姜5克，葱10克，上汤2800毫升。

制作过程 ❶将前11味药物洗净，放入纱布袋内，扎紧口；乌鸡宰杀后，去毛桩、内脏及爪；姜拍松，葱切段。❷将乌鸡、药包、姜、葱同放炖锅内，加入料酒、上汤，置武火上烧沸，再用文火炖35分钟，加入盐、味精、胡椒粉即成。

功效 滋阴，补肾，止遗精。适用于梦遗、滑精、失眠、头晕等症。

酸枣仁

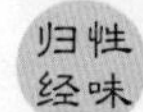

味甘、酸，性平。归心、肝、胆经。

功效主治

本品养心益肝，安神，敛汗。主要适用于如下病症：

❶失眠、惊悸、怔忡　❷自汗、盗汗

用法用量

煎服，10～20克。研末吞服，每次1.5～3克。生用偏泻肝胆虚火，安神之力较强；炒用偏于养肝血，用于脾胃虚弱消化不良者。

注意事项

实邪郁火及素有滑泄症者慎服。

疗疾验方

治疗盗汗

酸枣仁、人参、茯苓各等份，共研细末。每用6克，米汤调服。

治疗小儿夜啼

酸枣仁10~20克，水煎服（可加适量白糖）。或将酸枣仁研末，每次1.5~3克，睡前服。

治疗失眠

清晨8时前冲泡绿茶15克，8时后忌饮茶水，晚上就寝前冲服酸枣仁粉10克。

酸枣仁炖金龟

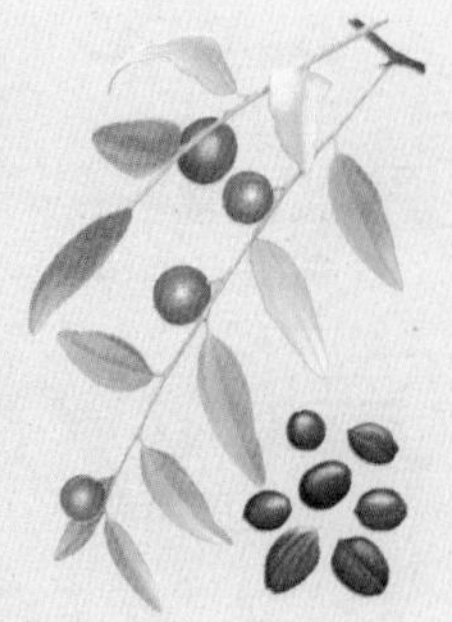

配方 酸枣仁（炒）9克，生地20克，黄连6克，当归15克，人参10克，远志6克，茯苓15克，石莲肉10克，金龟1只（300克），甘草3克，料酒8克，姜4克，葱6克，盐4克，味精3克，胡椒粉3克，鸡油25克，上汤1800毫升。

制作过程 ❶将以上药物洗净，装入纱布袋内，扎紧口；金龟宰杀后，去头、尾及肠杂，留龟壳及龟板；姜拍松，葱切段。❷将金龟、药包、姜、葱、料酒同放炖锅内，加入鸡油、上汤，置武火上烧沸，再用文火炖35分钟，加入盐、味精、胡椒粉即成。

功效 滋阴，养心，固精。适用于火扰精泄之遗精症。

柏子仁

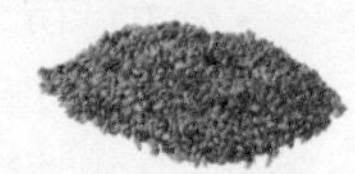

归经 性味 味甘，性平。归心、肾、大肠经。

功效主治

本品养心安神，润肠通便。主要适用于如下病症：

❶阴血不足 ❷肠燥便秘

用法用量

煎服，3～9克。外用适量。便溏者制霜用。

注意事项

大便溏泄者不宜生用。

疗疾验方

治疗老人体虚便秘

通便丸：柏子仁、麻子仁、松仁各等份，同研为末，制丸如梧桐子大。每服20～30丸，饭前服。

治疗斑秃

柏子仁、当归各500克。共研细末，炼蜜为丸如黄豆粒大。每服9克，每日3次，饭后服。

治疗失眠

柏子仁10克，猪心1个。先将猪心用清水洗净血污，再把洗净的柏子仁放入猪心内，二者放入瓷碗中，加少量水上锅隔水蒸至肉熟。加食盐调味，每日分2次食完。

柏子仁猪心汤

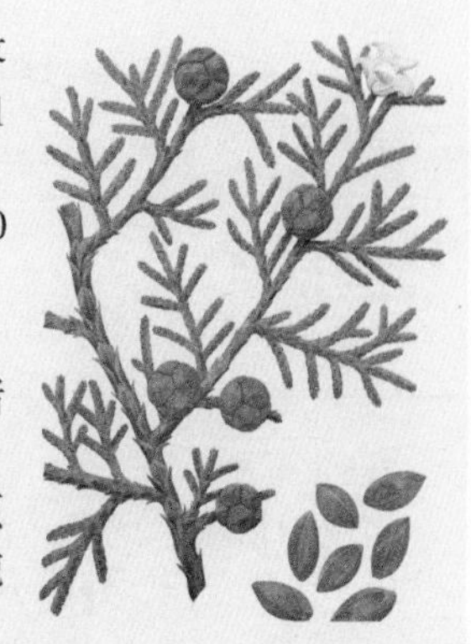

配方 柏子仁10克，大枣10枚，山药10克，猪心1个，料酒10克，姜5克，葱10克，盐3克，鸡汤500毫升。

制作过程 ❶柏子仁洗净；大枣去核；山药切片；猪心洗净，用沸水焯一下，捞起切片；姜拍松，葱切花。❷把猪心片装入碗内，加入料酒、姜、葱、盐，腌渍30分钟。❸把鸡汤放入锅内，置武火上烧沸，放入柏子仁、大枣、山药片，用文火煎煮25分钟，再放入猪心片，煮10分钟即成。

功效 滋补气血，养心安神。适用于心气不足型冠心病患者。

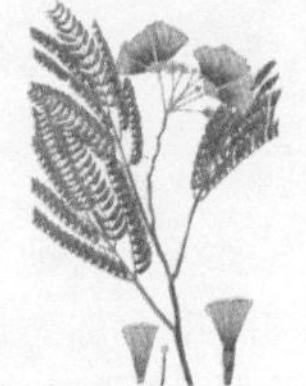

合欢皮

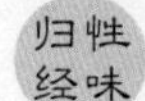

味甘，性平。归心、肝、肺经。

功效主治

本品安神解郁，活血消肿。主要适用于如下病症：

❶忧郁虚烦 ❷跌打损伤，骨折肿痛 ❸内、外痈疽，疖肿疮毒

用法用量

煎服，6~12克。外用适量。

注意事项

孕妇慎用。此外，溃疡病及胃炎患者慎服合欢皮，风热自汗、外感不眠者禁服合欢皮。

疗疾验方

治疗跌打损伤，瘀血肿痛

合欢皮（炒干）120克，麝香、乳香各3克。共研细末，每次9克，温酒调服。

【重镇安神药】

朱砂

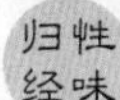

归性经味 味甘，性微寒。有毒。归心经。

功效主治

本品清心镇惊，安神，解毒。主要适用于如下病症：

❶心神不安，惊悸失眠 ❷疮疡肿痛

用法用量

内服，入丸、散剂或研末冲服，每次0.1～0.5克。还可与茯苓、麦冬等拌制后用。外用适量。

注意事项

❶本品有毒，内服不可过量或持续服用，以防汞中毒。

❷忌火煅，火煅则析出水银，有剧毒。

❸肝肾功能不正常者慎用。

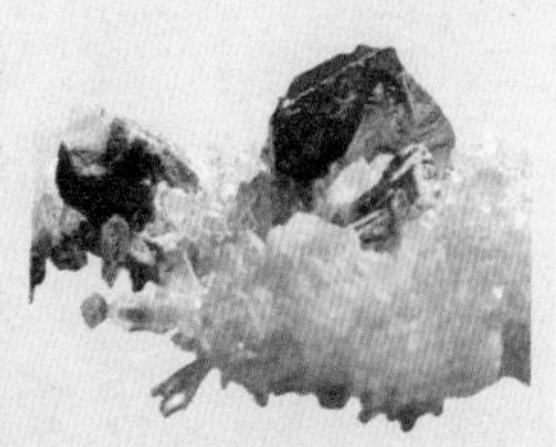

磁石

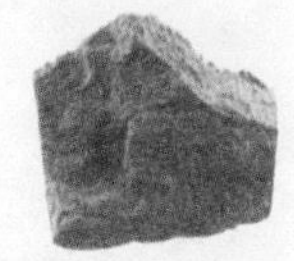

归经性味：味咸，性寒。入心、肝、肾经。

功效主治

本品镇惊安神，平肝潜阳，纳气平喘。主要适用于如下病症：

❶神志不安、心慌虚怯、失眠、癫痫等 ❷肝肾阴虚、肝阳上亢而致眩晕、耳鸣、耳聋等 ❸用于肾不纳气的虚喘

用法用量

生用或煅用。入煎剂用10～30克，应打碎后先煎。用于散剂，每次用1～3克。

注意事项

本品性重镇，难以消化，体虚脾胃弱者慎用。

疗疾验方

治疗肾虚、气逆作喘

磁石、赭石各15克，核桃仁、熟地、五味子、山药、茯苓各9克，水煎服。

第十四章 平肝熄风常用药

凡以平肝潜阳、熄风止痉为主要作用，主治肝阳上亢或肝风内动病症的药物，均称『平肝熄风药』，又称『平肝药』。

【平肝潜阳药】

石决明

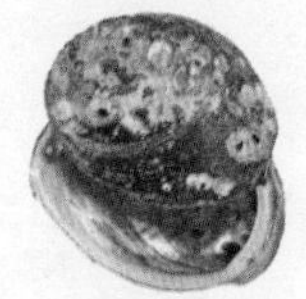

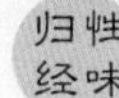

味咸，性寒。归肝经。

功效主治

本品平肝潜阳，清肝明目。主要适用于如下病症：

❶头晕目眩　❷目疾

用法用量

煎服，3～15克。宜打碎先煎。清肝平肝宜生用；外用于眼疾宜煅用。

注意事项

脾胃虚寒者不宜服用。

疗疾验方

治疗肝虚目翳

石决明（烧成灰）、木贼（焙）各等份，共研为末。每取6克，与姜、枣同用水煎，连渣服下。每日3次。

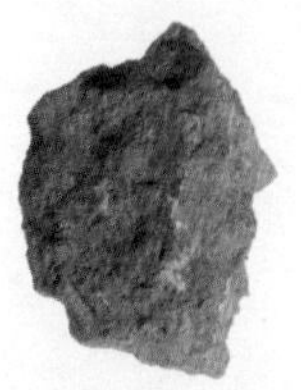

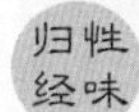

赭石

归性经味：味苦，性寒。归肝、心经。

功效主治

本品平肝潜阳，重镇降逆，凉血止血。主要适用于如下病症：

❶肝阳上亢 ❷气逆不降 ❸气逆喘息 ❹血热妄行

用法用量

煎服，10~30克，宜打碎先煎。入丸、散剂，每次1~3克。赭石经火煅醋淬后，可增效减毒，因此以炮制后入药为佳。

注意事项

❶因含微量砷，故不宜长期服用。

❷本品苦寒重坠，寒证及孕妇忌用。

疗疾验方

治疗哮喘，睡卧不得

赭石研末，米醋调服。宜常服用。

牡蛎

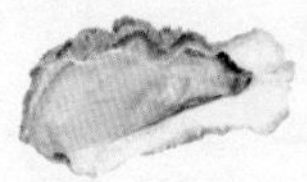

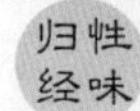

味咸、涩，性微寒。归肝、胆、肾经。

功效主治

本品平肝潜阳，软坚散结，收敛固涩。主要适用于如下病症：

❶肝肾阴虚，肝阳上亢 ❷热盛阴伤，虚风内动 ❸体虚 ❹瘰疬、瘿瘤等

用法用量

煎服，10～30克。入丸、散剂，每次1～3克。平肝潜阳、软坚散结宜生用；收敛固涩宜煅用。

注意事项

本品性寒，寒证患者慎用，必要时应与其他药物配伍使用。

疗疾验方

治疗胃脘痛

乳蛎散：乳香（研细）15克，牡蛎（火煅）30

克。上为末，和匀。每服9克，温酒或沸汤调下。

治疗气虚盗汗

牡蛎粉、杜仲各等份，共研为末。每次1匙，酒送下。

治疗小便白浊

牡蛎散：厚朴（去皮，姜制）、牡蛎、白术各15克。共研细末。每服6克，每日2～3次，空腹米饮调下。

干姜牡蛎炖雄鸡

配方 牡蛎粉15克，雄鸡1只（1000克），干姜15克，料酒10克，盐4克，味精3克，胡椒粉3克，姜5克，葱10克，上汤2800毫升。

制作过程 ❶干姜洗净，切片；牡蛎煅后，研成粉；鸡宰杀后，去毛桩、内脏及爪；姜切片，葱切段。❷将干姜、牡蛎粉、鸡、姜葱、料酒、上汤同放炖锅内，置武火上烧沸，再用文火炖45分钟，加入盐、味精、胡椒粉即成。

功效 补肾壮阳。适用于阳虚、阳痿、精冷、阴冷等症。

【熄风止痉药】

天麻

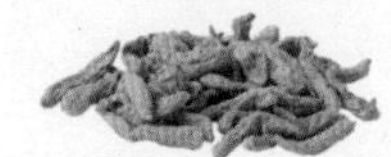

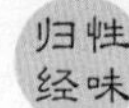

味甘，性平。归肝经。

功效主治

本品熄风止痉，平抑肝阳，祛风通络。主要适用于如下病症：

❶头痛、眩晕 ❷风湿痹痛 ❸破伤风 ❹小儿惊风 ❺风中经络

用法用量

煎服，3～9克。研末冲服，每次1～1.5克。

注意事项

本品性平，祛风而偏温燥，凡阴血虚少而虚风内生者不宜单用，应与养血药并用。

疗疾验方

治疗风痰眩晕、心悸怔忡等

天麻丸：天麻15克，川芎60克。共研为末，炼蜜为丸，如芡实大。每日饭后嚼1丸，茶酒任下。

治疗阳痿

取天麻末，蜜和为丸，如梧桐子大，日服10丸。亦可捣取汁，酒送服。

治疗妇女风痹，手足活动不遂

天麻酒：天麻（切）、牛膝、杜仲、附子各60克。共研细末，用生绢袋盛后放3000毫升酒内浸7日。每次温服1小盏。

治疗风痰上扰之青光眼

钩藤50克，白术30克，冰糖20克。白术加水300毫升，文火煎煮半小时，加入钩藤（先用水泡透），煎煮10分钟，去渣取汁约100毫升，加入冰糖搅化，顿服。本方有凉肝熄风、健脾化湿之功。

天麻蒸鸡蛋

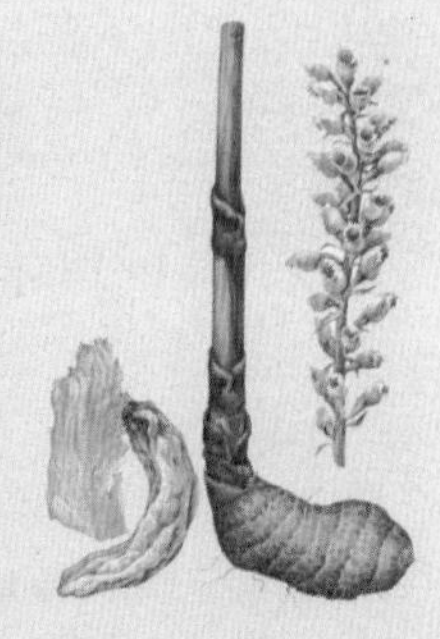

配方 天麻10克，鸡蛋1个，盐3克，香油5克，酱油10克，葱5克。

制作过程 ❶把鸡蛋打入蒸盆内；葱切花；天麻烘干，打成细粉。❷把葱花、天麻粉、盐、香油放入鸡蛋蒸盆内，拌匀，加适量清水。❸把蒸盆置武火大气蒸笼内蒸15分钟即成。

功效 补养肝肾，养心安神。

钩藤

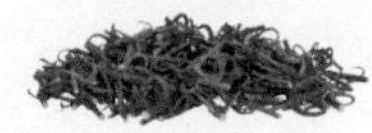

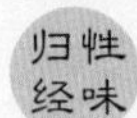

味甘，性微寒。归肝、心包经。

功效主治

本品熄风止痉，清热平肝。主要适用于如下病症：

❶惊痫抽搐　❷眩晕、头痛、目赤

用法用量

煎服，3～12克。其有效成分钩藤碱加热后易被破坏，因此入汤剂宜后下且不宜久煎。

注意事项

无风热和实热证者慎用。

疗疾验方

治疗外感风热证

钩藤、薄荷各10克，冲泡代茶饮。

治疗小儿惊热

延龄散：钩藤30克，芒硝15克，甘草（炙）

0.3克，共研为末。每服1.5克，温水服，每日3次。

治疗斑疹

钩藤钩子、紫草茸各等份，共研为末。每服1～1.5克，温酒送下。

治疗小儿惊风夜啼

钩藤、蝉蜕各3克，薄荷1克。水煎服，每日1剂。

治疗流行性感冒

钩藤、蜂蜜各15克，绿茶1克。钩藤加水500毫升，煮沸3分钟，去渣，加入蜂蜜与绿茶。日服1剂，分3次温服。

熄风止疼酒

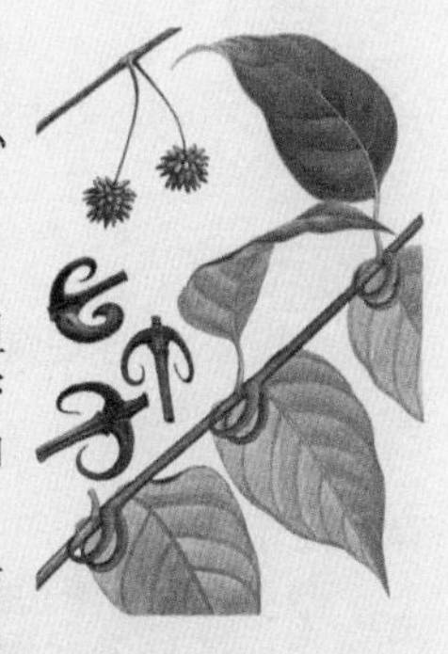

配方 钩藤、天麻各15克，羌活、防风各10克，黑小豆30克，料酒（或米酒）2000毫升。

制作过程 ❶将前5味研为粗末，置容器中，加入料酒，密封。❷将容器置火上，候沸即止，过滤去渣，候温即成。

功效 熄风止痉。适用于面瘫，并治中风口噤、四肢强直、角弓反张、肌肤麻木不仁、风湿等症。

全蝎

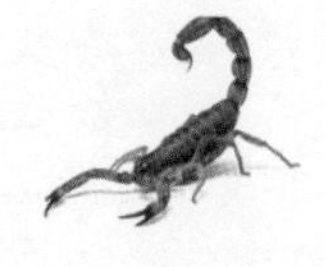

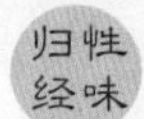

味辛，性平。有毒。归肝经。

功效主治

本品熄风止痉，攻毒散结，通络止痛。主要适用于如下病症：

❶痉挛抽搐 ❷疮疡肿毒，瘰疬痰核 ❸风湿痹痛，偏正头痛

用法用量

煎服，3～6克；研末吞服，每次0.6～1克。外用适量。全蝎盐炙可减毒，并易于保存。

注意事项

❶全蝎所含蝎毒为神经毒，用量不宜过大。

❷本品可引起子宫收缩，故孕妇忌用。

❸有内服全蝎引起过敏反应及蛋白尿的报道，故过敏体质者慎用。

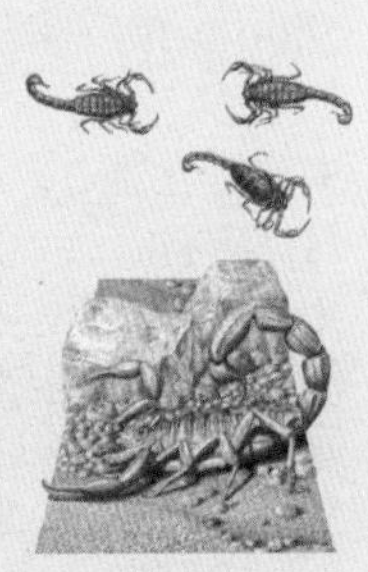

疗疾验方

治疗荨麻疹

全蝎1只，鸡蛋1个。在鸡蛋顶部开1小孔，将全蝎洗净塞入，小孔向上，放容器内蒸熟。弃蝎食蛋，1日2次，5日为1疗程。

治疗小儿厌食症

全蝎8克，鸡内金10克。共研极细末，装瓶备用。每次服用量：2岁以下0.3克，3岁以上0.6克。口服，每日2次，4日为1个疗程，连用2~3个疗程，疗程间隔3日。服药期禁食生冷油腻食物。

治疗诸疮毒肿

全蝎7只，栀子7个，以麻油煎黑，去渣，加黄蜡化成膏涂敷患处。

治疗小肠疝气

将小全蝎焙为末，每发时服3克，加麝香0.3~0.6克，温酒调服。过一会儿，再服一次，极效。

全蝎祛风酒

配方 全蝎、人参、紫桑葚、钩藤各20克，鸡血藤、木瓜、五加皮各15克，精白粮酒500毫升。

制作过程 ❶将前7味切碎，置容器中，加入白粮酒，密封。❷浸泡15~30日，过滤去渣，瓶贮。

功效 祛风活络，益气舒筋，除痹痛，利关节。

僵蚕

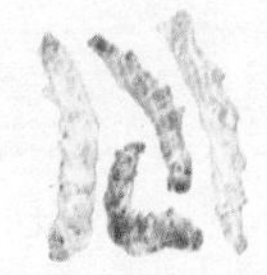

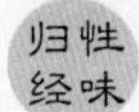

味咸、辛，性平。归肝、肺、胃经。

功效主治

本品熄风止痉，祛风止痛，化痰散结。主要适用于如下病症：

❶惊痫抽搐 ❷风热头痛，咽喉肿痛 ❸风疹瘙痒 ❹瘰疬痰核

用法用量

煎服，5～9克。研末吞服，每次1～1.5克。散风热宜生用，其他多制用。

注意事项

因虚而动风者不宜使用。

疗疾验方

治疗哮喘

僵蚕7条，焙黄为末，米汤或茶酒送下。

第十五章 活血祛瘀常用药

凡以通畅血脉、促进血行、消散瘀血为主要作用的药物，称为『活血祛瘀药』，又称『活血化瘀药』。

【活血止痛药】

川芎

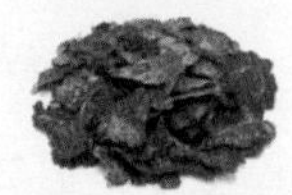

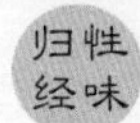

归经性味 味辛，性温。归肝、胆、心包经。

功效主治

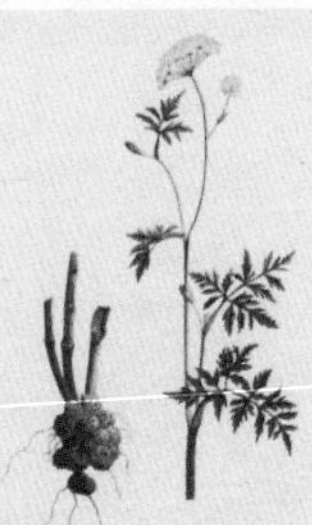

本品活血行气，祛风止痛，为妇科活血调经之要药，此外也是治疗头痛之要药。主要适用于如下病症：

❶气滞血瘀 ❷头痛 ❸风湿痹痛

用法用量

内服煎服，3～9克；或入丸、散剂。外用研末撒或调敷。风寒头痛、经闭、难产等宜生用；血瘀头痛、偏头痛等宜酒制用。

注意事项

❶本品温燥，阴虚火旺者慎用。

❷孕妇忌用。

❸妇女月经过多者慎用。

疗疾验方

治疗痛经、闭经、月经不调

川芎9克，鸡蛋2个。加水同煮，蛋熟去壳，再煮片刻，吃蛋喝汤。

治疗头痛

川芎15克，白芷、细辛各3克。酒煮数沸，口服，一醉即愈。

治疗高血压眩晕

川芎、白芷、吴茱萸各等量，共研末，装瓶密封。每次取药末适量，以温开水调敷脐孔内，纱布覆盖，胶布固定，每日换药1次，10次为1疗程。

川芎红花炖乳鸽

配方 川芎10克，红花6克，天冬10克，麦冬10克，大枣10枚，乳鸽1只，料酒10克，姜5克，葱10克，盐3克，鸡汤600毫升。

制作过程 ❶川芎洗净切片；红花洗净；天冬切片；麦冬洗净，去心；大枣去核；姜切片，葱切段。❷乳鸽宰杀后，去毛桩、内脏及爪，用沸水焯透，抹上盐和料酒，同中药一起放入炖锅内，加入鸡汤600毫升。❸把炖锅置武火上烧沸，再用文火炖45分钟即成。

功效 祛瘀阻，补气血。适用于心律不齐，肝阴虚的心悸患者。

延胡索

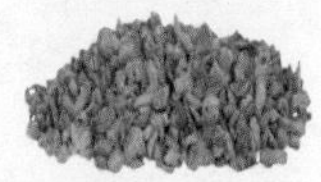

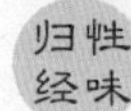

归性经味 味辛、苦，性温。归肝、脾、心经。

功效主治

本品既能活血，又可行气，用于气滞血瘀所致的多种疼痛，具体如下：

❶脘腹疼痛 ❷胸胁疼痛 ❸寒疝腹痛 ❹痛经，产后淤阻腹痛 ❺肢体关节痛

用法用量

煎服，3～9克；研末服，1.5～3克。延胡索醋制后，可使其有效成分的溶解度大大提高，从而加强止痛药效。

注意事项

孕妇忌服。

疗疾验方

治疗腰、体痛

延胡索、当归、桂心各等份，共研为末。每

服12克，温酒送下。

治疗疝气

延胡索（盐炒）、全蝎（去毒，生用）各等份，共研为末。每服1.5克，空腹以盐酒送下。

治疗妇女痛经

延胡索（去皮，醋炒）、当归（酒浸，炒）各30克，橘红60克，共研为末，酒煮米糊和药制梧桐子大的药丸。每服100丸，空腹以艾醋汤送下。

狗骨药酒

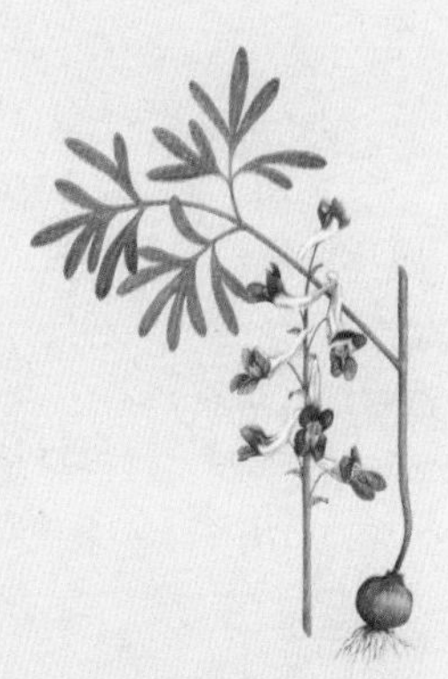

配方 狗胫骨500克，延胡索、当归、千年健、威灵仙、百步舒、杜仲、大枣（去核）、茜草各120克，制草乌、细辛各15克，三棱、莪术各30克，红花50克，川牛膝100克，白酒4000毫升。

制作过程 ❶将前16味和狗胫骨洗净，捣碎，余药切碎，置容器中，加入白酒，密封。❷浸泡20～30日后，过滤去渣即成。

功效 祛风除湿，活血化瘀，舒筋壮骨，通络止痛。适用于坐骨神经痛等症。

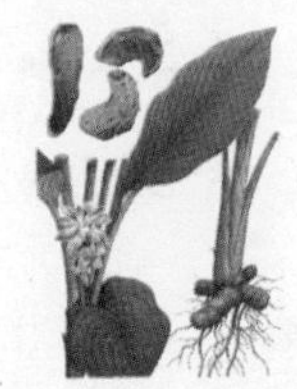

姜黄

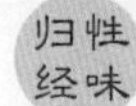

味辛、苦，性温。归肝、脾经。

功效主治

本品活血行气，通经止痛。主要适用于如下病症：

❶气滞血瘀的各种疼痛　❷风湿痹痛

用法用量

煎服，3～9克；研末服，2～3克；外用适量，研末调敷。

注意事项

❶孕妇、月经过多、无瘀滞者忌用。

❷阴虚、血虚者慎用。

疗疾验方

治疗扭伤、软组织挫伤

姜黄、丁茄、韭菜根各适量。共捣烂，外敷患处。

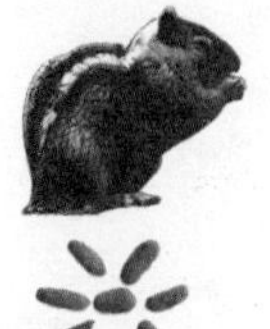

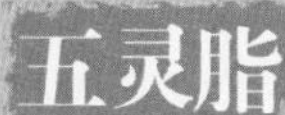

五灵脂

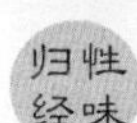

归性经味 味苦、咸、甘，性温。归肝经。

功效主治

本品活血止痛，化瘀止血。主要适用于如下病症：

❶瘀血阻滞引起的多种疼痛 ❷瘀血内阻，血不循经的出血证 ❸蛇、蝎、蜈蚣咬伤

用法用量

内服水煎，3~10克，包煎；或入丸、散剂。外用适量，研末调敷。

注意事项

❶孕妇及血虚无瘀者慎用。

❷不宜与人参配伍。

疗疾验方

治疗舌下腺囊肿

五灵脂30克（研末），用米醋一大碗煎，渐噙漱口。

郁金

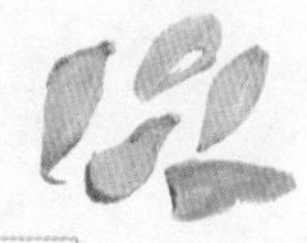

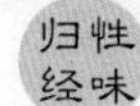

味辛、苦，性寒。归肝、胆、心经。

功效主治

本品活血行气止痛，解郁清心，利胆退黄，凉血。主要适用于如下病症：

❶气滞血瘀诸证 ❷血热瘀滞 ❸湿温病 ❹湿热黄疸，结石

用法用量

煎服，3~9克；研末服，2~5克。排结石剂量可稍大。临床生用居多，经醋制后，疏肝止痛作用增强。

注意事项

❶阴虚失血及无气滞血瘀者忌服。

❷孕妇慎用。

❸有“郁金畏丁香”之说，临床可参考。

疗疾验方

治疗尿血

郁金30克、葱白1把，加水1碗煎取300毫升，

温服。每日3次。

治疗衄血、吐血

郁金研细，以井水送服6克。病重者再服一次。

治疗自汗

广郁金30克、五倍子9克，共研细末。每次10～15克，蜂蜜调成药饼2块，贴于两乳头，纱布固定。每日换药1次。

麦冬郁金炖羊心

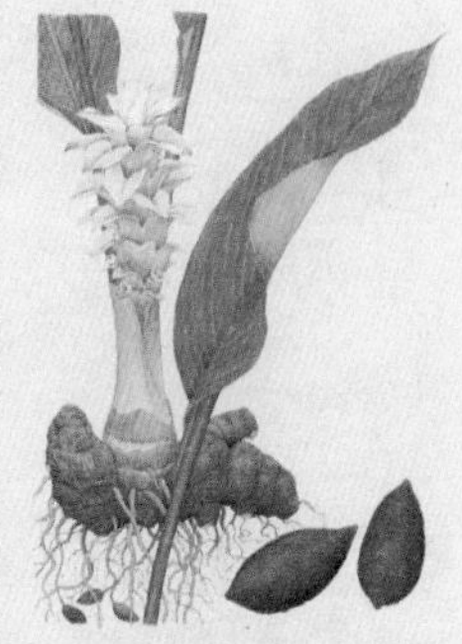

配方 麦冬15克，郁金15克，羊心3个，料酒10克，盐、味精各3克，胡椒粉2克，姜4克，葱8克，鸡油25克。

制作过程 ❶将麦冬浸泡一夜，砸破去内梗；郁金润透，切成薄片；羊心洗净，切成薄片；姜切片，葱切段。❷将郁金、麦冬放入炖锅内，加清水500毫升，用中火煮25分钟，过滤，去渣，留药液。❸将药液放入炖杯内，置武火上烧沸，加入羊心、料酒、姜、葱，煮25分钟，加入盐、味精、胡椒粉、鸡油，搅匀即成。

功效 滋阴，祛郁。适用于冠心病阴亏肝郁型患者。

【活血调经药】

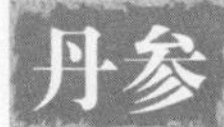

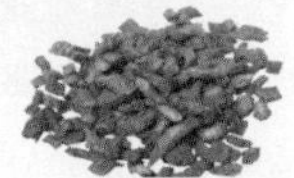

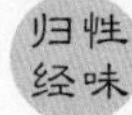

味苦，性微寒。归心、肝经。

功效主治

本品活血调经，凉血消痈，安神。主要适用于如下病症：

❶血瘀证　❷失眠，烦躁，心悸　❸痈肿疮疡

用法用量

煎服，5～15克，或入丸、散剂。生品清心除烦之力强，酒炙后寒凉之性有所缓和，能增强活血祛瘀调经之力。

注意事项

❶孕妇慎用。

❷不宜与藜芦配伍。

❸丹参不宜与牛奶、黄豆以及西药细胞色素同用，以免降低药效。

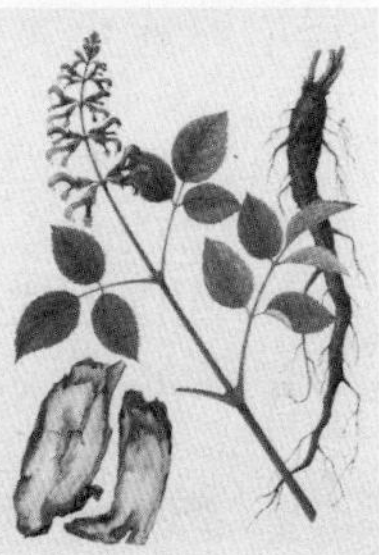

疗疾验方

治疗月经不调

丹参散：丹参洗净，切片，晒干，研细。每服6克，温酒调下。本方对产前胎动，产后恶血不下以及腰脊痛、骨节烦痛等症均有效。

治疗寒疝腹痛（小腹和阴部牵引痛）

丹参30克，研细。每次用热酒调服6克。

治疗乳痈

丹参、白芷、芍药各6克，用口咬细，醋淹一夜，再加猪油500克，微火煎成膏。去渣，取浓汁敷乳上。

丹参蒸龟肉

配方 丹参15克，龟1只，料酒10克，姜5克，葱10克，盐、鸡精、鸡油、上汤各适量。

制作过程 ❶将丹参润透，切成3厘米长的段；龟宰杀后，去头、尾、内脏及爪；姜切片，葱切段。❷将丹参、龟放在蒸盘内，加入料酒、姜、葱、盐、鸡精、鸡油、上汤少许，置武火大气蒸笼里蒸40分钟即成。

功效 活血化瘀，滋阴补血，降低血脂。适用于血虚体弱、久咳咯血、久病肠风下血等症。

红花

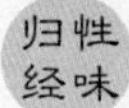

味辛，性温。归心、肝经。

功效主治

本品活血通络，祛瘀止痛。主要适用于如下病症：

❶血瘀证　❷跌打损伤，瘀血疼痛　❸关节酸痛　❹热郁血瘀，斑疹色暗

用法用量

内服水煎，3～9克；或入散剂或浸酒，鲜者捣汁。外用适量，研末撒。

注意事项

❶孕妇忌服。

❷有出血倾向者不宜多用。

疗疾验方

治疗痛经

红花酒：单味红花适量，加酒煎服。

治疗鸡眼

金莲稳步膏：地骨皮、红花各等份，共研细末，香油调敷。若已割者敷之，次日即痂落。

治疗扁平疣

单味红花9克，沸水冲泡。饮用红色汁水，汁水饮完后可再次冲服，至红色极淡为止，1日内服完。次日重新冲泡，连续10日为1疗程。

红花蒸羊肝

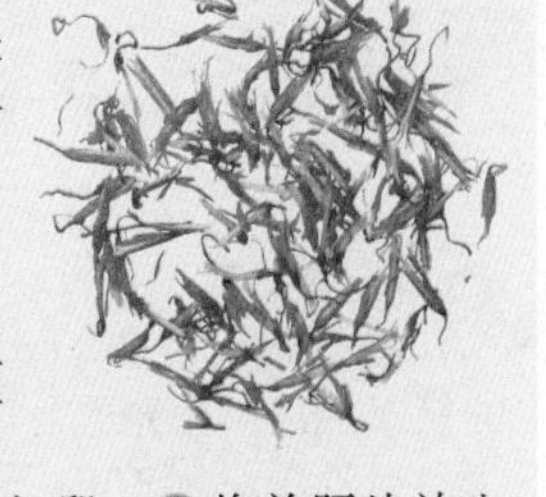

配方 红花10克，羊肝400克，料酒10克，盐5克，味精3克，酱油10克，五香粉5克，白糖15克，姜5克，葱10克，香菜30克。

制作过程 ❶将红花洗净，去杂质；羊肝洗净，切3厘米长的薄片；香菜洗净，切3厘米的段；姜切片，葱切段。❷将羊肝片放入碗内，加入盐、味精、酱油、白糖、五香粉、姜、葱，抓匀，腌渍40分钟。❸将羊肝片捞起，放入蒸碗内，加入红花，置武火大气蒸笼内，蒸35分钟，停火，取出蒸碗，撒上香菜即成。

功效 活血祛瘀，通经活络。适用于经闭、痛经、恶露不行、腹部肿块、跌打损伤、更年期综合征等。

桃仁

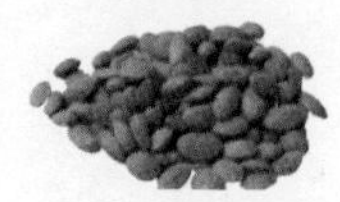

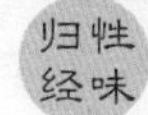

归经 性味

味苦、甘，性平。有小毒。归心、肝、大肠经。

功效主治

本品活血祛瘀，润肠通便。主要适用于如下病症：

❶血瘀证 ❷肠燥便秘

用法用量

煎服，5～10克，宜捣碎入煎。

注意事项

❶本品有小毒，所含苦杏仁苷在体内分解生成的氢氰酸可麻痹延髓呼吸中枢，大量服用易引起中毒，故临床应用不可过量。

❷孕妇忌用。

❸便溏者慎用。

疗疾验方

治疗上气喘急

双仁丸：桃仁、杏仁（两药并去双仁、皮、

尖，炒）各15克。共研为细末，水调生面少许为丸，如梧桐子大。每服10丸，生姜汤送下。

治疗风虫牙痛

将桃仁烧出烟，安放在痛齿上咬住。如此五六次即愈。

治疗关节扭伤

桃仁10克，栀子30克。共研细末，以70%酒精调糊，外敷患处，包扎。每日换药1～2次。

桃仁芝麻兔

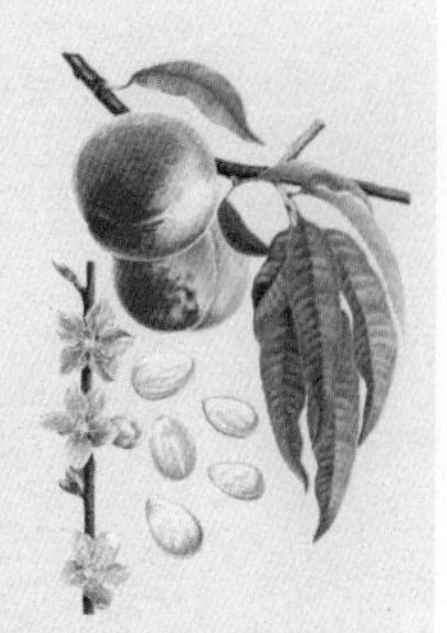

配方 桃仁10克，黑芝麻30克，子兔1只，姜、葱各10克，花椒5克，香油3克，味精3克，盐、卤汁各适量。

制作过程 ❶将桃仁、黑芝麻淘去泥沙，放锅内炒香。❷子兔去皮、内脏及爪，洗净，放入沸水锅中氽去血水，撇去浮沫后，加入姜、葱、花椒、盐。将兔肉煮熟后捞出，再入卤汁锅中，文火卤1小时，捞出凉凉，切成2厘米见方的块。❸将味精用香油调匀，淋在兔肉上，边淋边用手拌和，同时撒入黑芝麻和熟桃仁，装盘即成。

功效 活血祛瘀，补中益气。适用肝肾不足，消渴羸瘦、须发早白、便秘等症。

牛膝

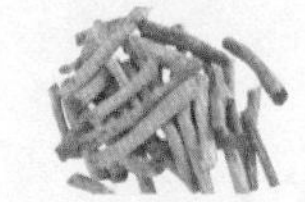

归经性味 味苦、酸，性平。归肝、肾经。

功效主治

本品活血通经，补肝肾，强筋骨，利水通淋。主要适用于如下病症：

❶血瘀证 ❷肝肾不足 ❸阴虚火旺之牙龈肿痛 ❹上部血热妄行

用法用量

煎服，4.5～9克。引血下行、利尿通淋多生用；酒炙后，增强活血祛瘀、通经止痛作用；盐炙后，增强补肝肾、强筋骨之效。

注意事项

❶气虚下陷者忌用。

❷月经过多者及孕妇忌用。

疗疾验方

治疗偏正头风

川牛膝9克，白芷6克。共研为末，取黄牛脑子1个，和药在牛脑子内，加酒炖熟。趁热和酒食之，以微醉为度。

治疗脱发

牛膝60克，木瓜20克，木香、巴戟天、小茴香（炒）各30克，肉桂15克。上药（除木瓜）共研为末，与木瓜共捣，制丸如梧桐子大。每次20丸，饭前空腹温酒吞服，每日3次。

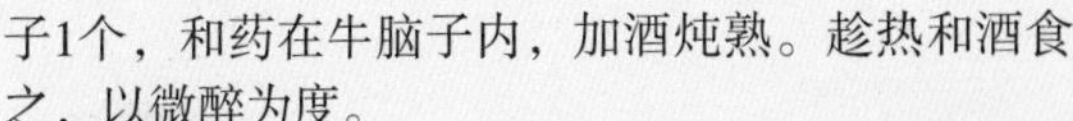

核桃牛膝炖驴筋

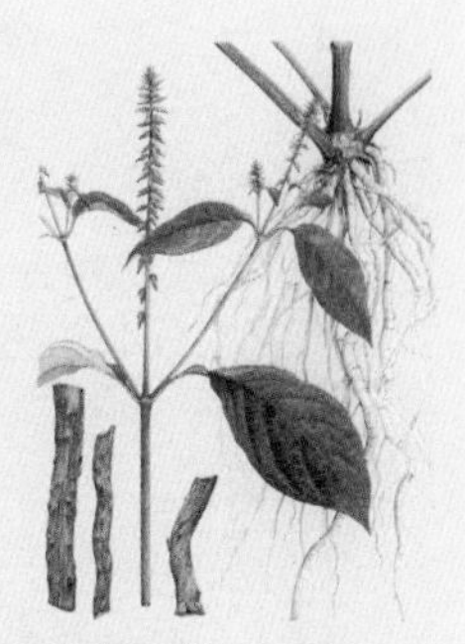

配方 核桃仁30克，牛膝20克，驴筋（油发）300克，莴苣200克，料酒10克，姜5克，葱10克，盐3克，鸡精2克，鸡油30克。

制作过程 ❶将核桃去杂质，洗净；牛膝洗净，切3厘米长的段；驴筋切3厘米长的段；莴苣去皮，切3厘米见方的块；姜拍松，葱切段。❷将核桃仁、牛膝、莴苣、驴筋、姜、葱、料酒同放炖锅内，加水2500毫升，置武火上烧沸，再用文火炖50分钟，加入盐、鸡精、鸡油，搅匀即成。

功效 壮筋骨，益智力，润肠通便。适用于筋骨疼痛、便秘、智力低下、反应迟钝等症。

益母草

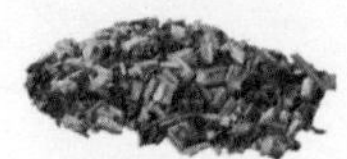

归性经味 味苦、辛，性微寒。归肝、心、膀胱经。

功效主治

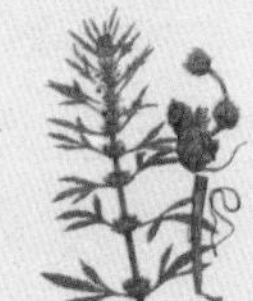

本品活血调经，利水消肿，为妇科经产之要药。主要适用于如下病症：

❶妇科疾病 ❷水瘀互阻

用法用量

煎服，9～30克；或熬膏；或入丸剂。外用适量，捣敷或煎水外洗。

注意事项

❶孕妇忌服。

❷阴虚血少及血虚无瘀者慎用。

疗疾验方

治疗赤白带下，恶露不止

益母散：单用益母草（开花时采），研为细末。每服6克，空腹温酒下，每日3次。

第十六章 止血常用药

凡以制止体内外出血为主要作用的药物，称为『止血药』。

【凉血止血药】

大蓟

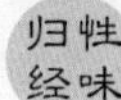

归性经味 味苦、甘，性凉。归心、肝经。

功效主治

本品凉血止血，散瘀解毒消痈。主要适用于如下病症：

❶血热所致的吐血、咯血、衄血、尿血、崩漏等 ❷热毒疮痈

用法用量

内服水煎，9～15克；外用适量，捣敷患处。本品炒炭后可增强收涩止血作用。

注意事项

脾胃虚寒而无瘀滞者忌用。

疗疾验方

治疗各种出血证

鲜大蓟500克。洗净捣烂，用纱布包好，榨取药汁（如无鲜品，可用干品50克，研成细末代），加白

糖适量，冷开水送服。适用于咳血、吐血、衄血、尿血、便血等症。轻者1剂，重者数剂。孕妇忌用。

治疗疔疮恶肿

大蓟120克，乳香30克，明矾15克。共研为末，每服6克，酒送下。以出汗为见效。

治疗烧烫伤

新鲜大蓟3根，植物油适量。大蓟洗净切细，捣烂取汁与植物油按比例调成糊状，涂抹患处。

治疗崩中下血

用大、小蓟根200毫升，泡在2000毫升酒中，经过5日，取酒常饮。亦可用酒煎蓟根服或用生蓟捣汁温服。

大蓟粥

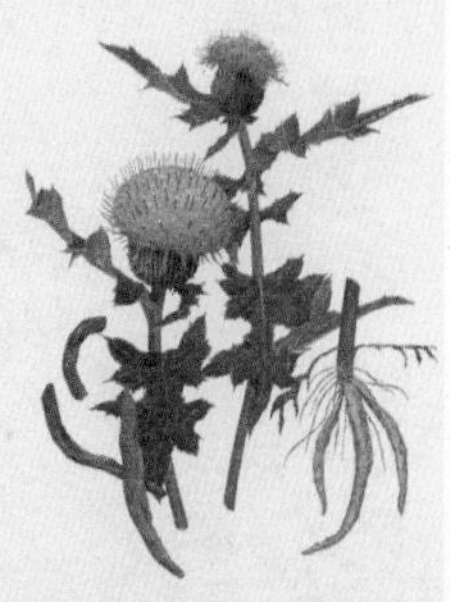

配方 大蓟15克（鲜品60克），大米100克，白糖20克。

制作过程 ❶将大蓟洗净，置锅内加水适量煮25分钟，停火，滤去药渣。❷大米淘洗干净，放入锅内，加入大蓟药汁和清水适量，置武火上烧沸，再用文火煮30分钟即成。

功效 凉血，止血，消肿。对大肠溃疡便血患者尤佳。

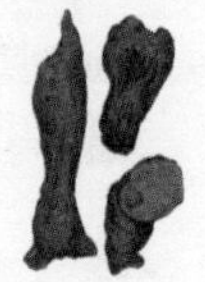

地榆

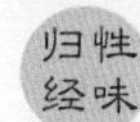

归性经味　味苦、酸、涩，性微寒。归肝、胃、大肠经。

功效主治

本品凉血止血，解毒敛疮。主要适用于如下病症：

❶血热所致各种出血证　❷烫火伤　❸疮痈溃破、流水　❹湿疹

用法用量

煎服，9～15克；外用适量。生地榆凉血解毒止血力强，炒炭后，以收敛止血为主。

注意事项

❶虚寒血证及兼有瘀血者忌用。

❷烧伤不宜使用地榆制剂大面积外涂，否则可能引起药物性肝炎。

疗疾验方

治疗吐血

地榆90克，加米醋1升，煮沸十余次，去渣滓，

饭前热服100毫升。

治疗湿疹

地榆30克，加水500毫升，煎成100毫升，过滤，用纱布蘸药液湿敷。

治疗浅度烧烫伤

地榆根炒炭并磨成粉，用香油调成50％软膏，涂于创面，每日数次。

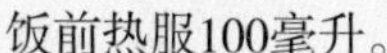

地榆羊肚汤

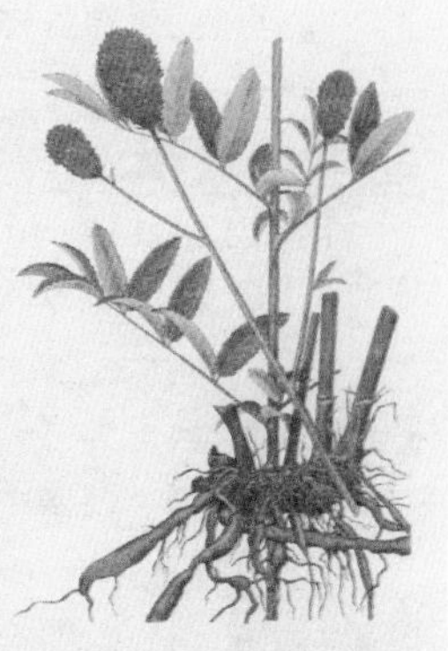

配方 地榆15克，制半夏25克，羊肚1个，料酒6克，姜、葱各6克，盐4克，胡椒粉3克，味精3克。

制作过程 ❶羊肚洗净；地榆、半夏放入羊肚内，扎紧口；姜切片，葱切段。❷将羊肚放入炖锅内，加水适量，放入生姜、葱、料酒、胡椒粉。置武火上烧沸，再用文火炖50分钟，将羊肚捞起，除去药物，将羊肚切成4厘米长、2厘米宽的条状，再放入锅内烧沸，加入味精即成。

功效 补脾胃，止痛。对胃痛、呕吐、吐血、胃癌患者尤佳。

白茅根

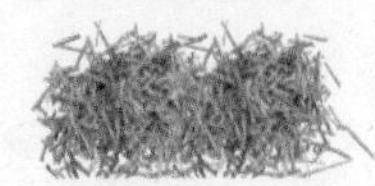

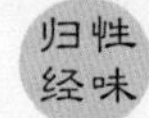

归经 性味 味甘，性寒。归肝、肺、胃、膀胱经。

功效主治

本品凉血止血，清热利尿。主要适用于如下病症：

❶血热妄行的各种出血证　❷湿热证

用法用量

内服水煎，9～30克。止血宜炒炭用；清热利尿宜生用，以鲜品为佳。

注意事项

脾胃虚寒、溲多不渴者忌服。

疗疾验方

治疗鼻血不止

白茅根研细，每服6克，淘米水送下。

治疗肺热气喘

如神汤：生白茅根1把，捣碎，以水2碗，煮取1

碗，饭后温服。一般服3次即愈。

治疗体虚水肿（饮水多，而小便不利）

白茅根一大把，小豆3升，加水3升煮干。去茅食豆。

治疗急性肾炎

干白茅根250～500克，水煎服。早、晚分2次服，连服1～2周。

治疗急性黄疸型肝炎

白茅根、山楂根各30克，六月雪根60克，鲜品加倍，小儿减量。水煎服。

茅根粥

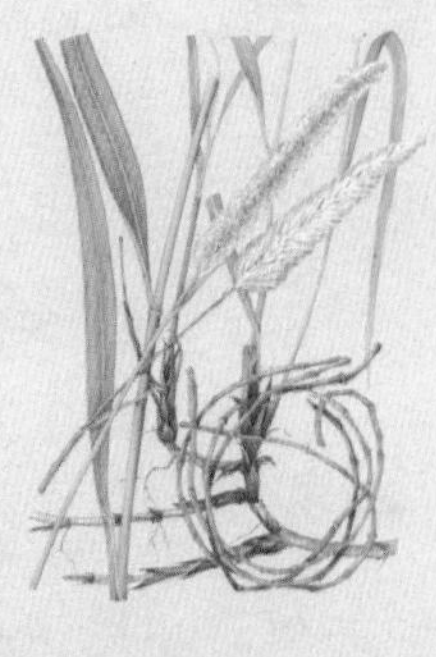

配方 白茅根30克，大米150克，白糖20克。

制作过程 ❶将白茅根洗净，放入瓦锅内，加水500毫升，用中火熬煮25分钟，去药渣，留汁液。❷大米淘洗干净，去泥沙，放入锅内，加入白茅根药液，再加清水500毫升，置武火上烧沸，再用文火煮35分钟，加入白糖即成。

功效 泻火，凉血，止血。适用于热病烦躁口渴、吐血、衄血、尿血、血精等症。

侧柏叶

归性经味：味苦、涩，性微寒。归肺、肝、大肠经。

功效主治

本品凉血止血，化痰止咳。主要适用于如下病症：

❶出血证 ❷咳嗽痰多

用法用量

煎服，6~12克。生品清热凉血、止咳祛痰力胜，炒炭后寒凉之性趋于平和，专于收敛止血。

注意事项

不可久服、多服，否则易损伤脾胃。

疗疾验方

治疗流行性腮腺炎

鲜侧柏叶、鸡蛋清各适量。鲜侧柏叶洗净捣烂，加鸡蛋清调成泥状外敷患处，每日换药2次。

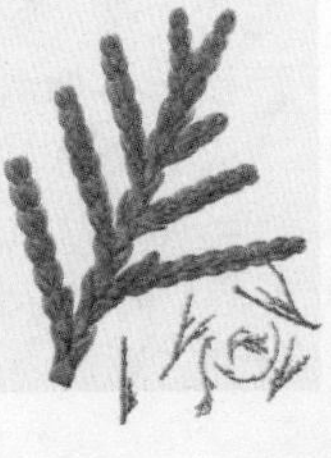

【化瘀止血药】

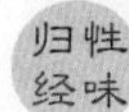

蒲黄

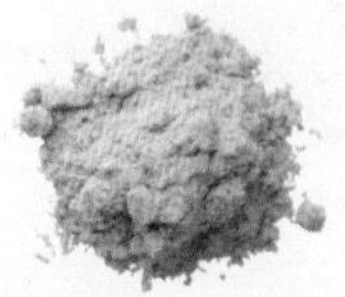

归性经味 味甘，性平。归肝、心经。

功效主治

本品化瘀止血，利尿。主要适用于如下病症：

❶各种出血证 ❷瘀血疼痛 ❸淋证

用法用量

5～9克，纱布包煎。外用适量，研末撒或调敷。止血多炒用，散瘀止痛多生用。

注意事项

本品能收缩子宫，故孕妇慎用。

疗疾验方

治疗跌打损伤，瘀血作痛

失笑散：蒲黄9克，五灵脂15克。上药研末，先用醋煮透，再加水煮沸服之，每日1次，一般3～5日即愈。

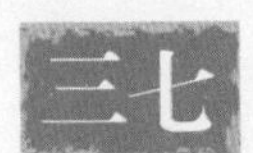

三七

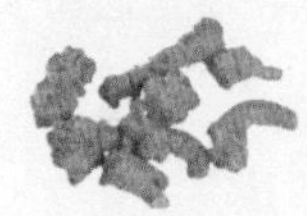

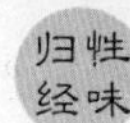

味甘、微苦，性温。归肝、胃经。

功效主治

本品化瘀止血，活血定痛。主要适用于如下病症：

❶出血证（尤以有瘀者为宜）❷跌打损伤，瘀滞疼痛

用法用量

多研末服，每次1.5～3克；亦可入煎剂，3～12克。外用适量。

注意事项

❶孕妇忌用。

❷出血见阴虚口干者，须配伍后使用。

疗疾验方

治疗吐血、衄血（鼻出血）不止

三七3克，口嚼以米汤送下。

治疗无名痈肿，疼痛不止

用三七根磨米醋调涂即散；如痈已破，则用三七研细干涂。

治疗寻常疣、瘢痕疙瘩

三七粉10～15克。每次1～1.5克，白开水送服，每日2次。

治疗大肠下血、妇女血崩

三七研细，淡白酒调1～6克服。

三七蒸白鸭

配方 三七15克，白鸭1只，料酒15克，姜5克，葱10克，胡椒粉3克，盐3克，鸡精3克，鸡油30克。

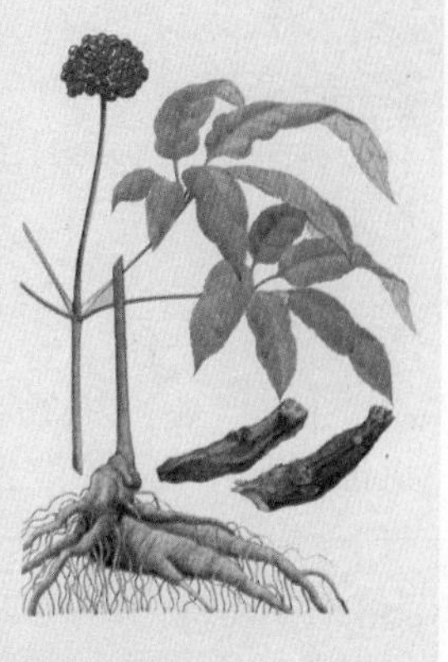

制作过程 ❶将三七润透，切片；白鸭宰杀后去毛桩、内脏及爪；姜切片，葱切段。❷将三七、白鸭肉、料酒、姜、葱、胡椒粉同放蒸盘内，置武火大气蒸笼内蒸35分钟即成。

功效 活血化瘀，止痛。适用于劳热骨蒸、咳嗽、水肿等症。

【收敛止血药】

仙鹤草

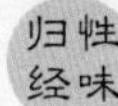

味苦、涩，性平。归肺、肝、脾经。

功效主治

本品收敛止血，补虚，消积，止痢，杀虫。主要适用于如下病症：

❶各种出血证 ❷腹泻，痢疾 ❸痈疽疮毒

用法用量

煎服，6～12克，大剂量可用至30～60克。止血亦可炒炭用。

注意事项

本品收敛，所以对出血而有瘀血者，应与活血化瘀药并用。

疗疾验方

治疗鼻出血、便血

仙鹤草、蒲黄、白茅根、大蓟各15克，水煎服。

治疗眩晕

仙鹤草30克，鸡蛋2个，水煮服。每日1剂，3周为1疗程。

治疗皮肤结毒、瘙痒不适

鲜仙鹤草120克，地瓜酒250克，冲开水，炖，每次20毫升，饭后服，每日2次。病发初起服3～4日能化脓，连服十余日，能消炎止痛。

治疗肺痨咯血

鲜仙鹤草30克（干者18克），白糖30克。把仙鹤草捣烂，加冷开水一小碗，搅拌，榨取液汁，加入白糖，一次服用。

二草粥

配方 仙鹤草60克，败酱草80克，大米100克，白糖20克。

制作过程 ❶将仙鹤草、败酱草洗干净，放入锅内，加水适量，煮沸25分钟，滤去渣，留药液。❷将大米淘洗干净，放入锅内，加入药液，置武火上烧沸，再用文火煮30分钟，加入白糖即成。

功效 养胃，消肿，散瘀。适用于胃癌患者。

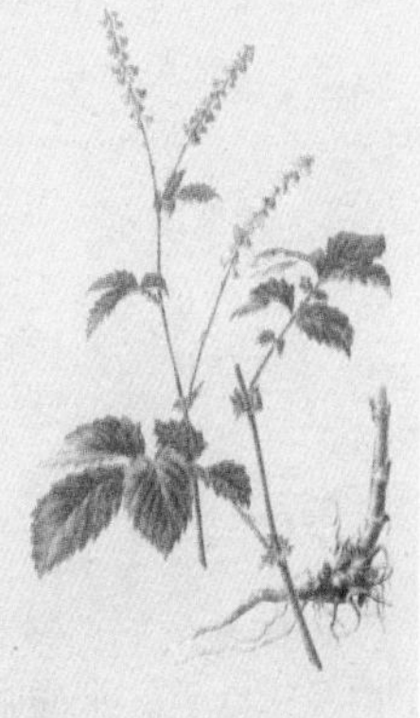

白及

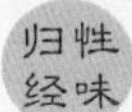

味苦、甘、涩，性微寒。归肺、胃、肝经。

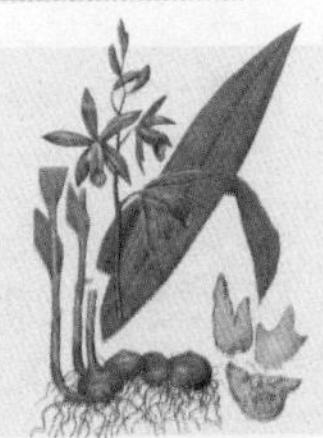

功效主治

本品收敛止血，消肿生肌。主要适用于如下病症：

❶体内外多种出血证 ❷疮疡肿毒

用法用量

煎服，6~15克；研末服，每次3~5克。外用适量。

注意事项

❶不宜与乌头配伍。

❷外感咯血慎用。

疗疾验方

治疗鼻衄不止

用唾液调白及末涂鼻根处（名“山根”），另取白及末3克，水冲服。

【温经止血药】

艾叶

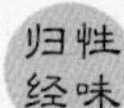

味苦、辛，性温。归肝、脾、肾经。

功效主治

本品温经止血，散寒调经，安胎。主要适用于如下病症：

❶出血证　❷虚寒疼痛　❸皮肤湿疹瘙痒

用法用量

煎服，3～9克；外用适量。温经止血宜炒炭用；余则生用。艾叶捣绒为艾绒，是灸法的主要用料。

注意事项

阴虚血热者慎用。

疗疾验方

治疗荨麻疹

生艾叶10克，白酒100毫升。上2味共煎至药酒剩50克毫升，顿服。每日1次，连服3日。

治疗呃逆

艾叶10克，硫黄5克，生姜1片，料酒适量。硫黄、艾叶用酒煎沸。令患者含生姜片，用煎药的蒸汽熏鼻。每日1次，连用3日。

治疗皮炎

陈茶叶（1年以上）、陈艾叶各25克，老姜（捣碎）50克，紫皮大蒜2个（捣碎）。上药水煎，加食盐少许，分2次外洗。

治疗慢性气管炎

艾叶100克，红糖25克。水煎成100毫升，分3~4次服，1周为1疗程。

艾叶煮鸡蛋

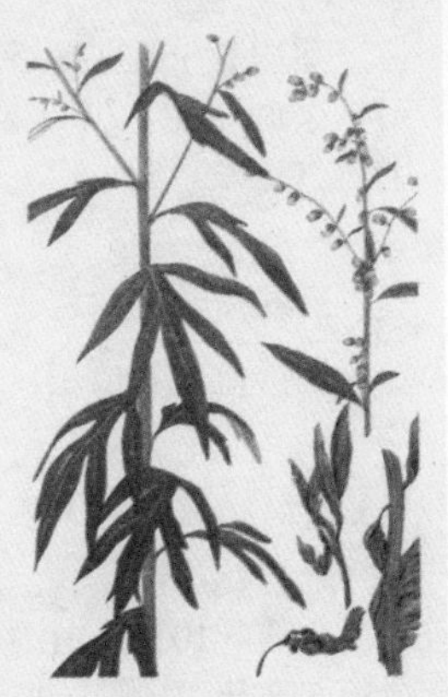

配方 艾叶20克，鸡蛋2个，白糖6克。

制作过程 ❶艾叶洗净，切碎；鸡蛋煮熟去壳。❷艾将艾叶、鸡蛋同放锅内，加水适量，置武火上烧沸，再用文火炖煮15分钟，滤去药渣，加入白糖搅匀即成。

功效 健脾胃，止痛。对胃弛缓患者尤佳。

第十七章 泻下常用药

凡能引起腹泻，或润滑大肠，促进排便的药物，称为『泻下药』。

【攻下药】

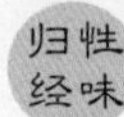

大黄

归经 性味 味苦，性寒。归脾、胃、大肠、肝、心经。

功效主治

本品泻下攻积，清热泻火，止血，解毒，活血祛瘀。主要适用于如下病症：

❶肠胃实热积滞 ❷湿热黄疸 ❸出血证 ❹血瘀证

用法用量

煎服，3~10克。外用适量。入煎剂煎煮时间过久，其泻下成分被破坏，作用减弱，故欲攻下者应后下，或用沸水泡服。

注意事项

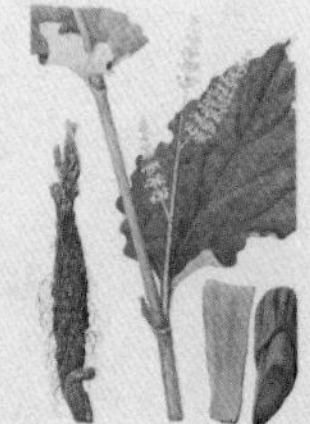

❶大黄苦寒，易伤胃气，故脾胃虚弱者慎用。

❷孕妇、妇女月经期及哺乳期忌用。

❸年老体弱者慎用。

疗疾验方

治疗肠燥便秘

大黄、皂角子各适量，共研为末。用时取药末适量，以蜂蜜调敷脐孔，胶布固定。每日换药1次。数次自愈。

治疗血尿

大黄3克，研末，装入鸡蛋内，湿纸封口，蒸熟食。每日1次，连服3次。

治疗面疱

川大黄50克，研为细末，水调和，每晚睡前涂患处，次日晨起洗净。

大黄黄豆粥

配方 大黄3克，黄豆50克，粳米150克，冰糖25克。

制作过程 ❶将黄豆、粳米去泥沙，淘洗干净；大黄研成细粉；冰糖打碎成屑。❷将粳米、黄豆同放炖锅内，加水500毫升，置武火上烧沸，再用文火煮35分钟，加入大黄粉、冰糖即成。

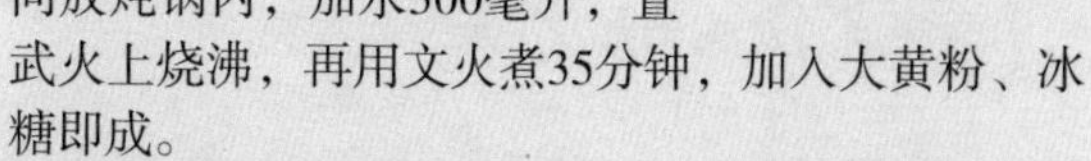

功效 清热解毒，宽中下气，润肠通便。适用于胃中积热、腹水肿毒、小便不利、便秘等症。

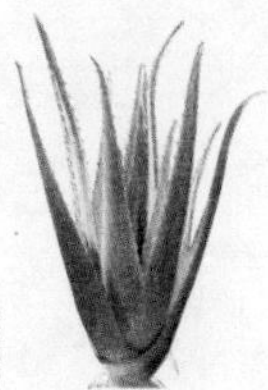

芦荟

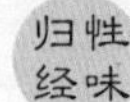

归性经味　味苦，性寒。归肝、胃、大肠经。

功效主治

本品泻下，清肝，杀虫。主要适用于如下病症：

❶热结便秘　❷肝经实火　❸小儿疳积　❹疥癣、皮肤瘙痒

用法用量

入丸散服，每次2～5克。本品有特异臭气，味极苦，不宜入汤煎服。外用适量。

注意事项

❶寒证及孕妇忌用。

❷妇女月经期和哺乳期慎用。

❸在攻下药中，芦荟的刺激性最强，用量过大可引起腹痛、盆腔充血，甚至引起肾炎。

疗疾验方

治疗湿癣

芦荟30克，炙甘草15克，共研为末。先以温浆

水洗癣，擦干后敷上药末，有奇效。

治疗小儿脾疳

芦荟、使君子各等份，共研为末。每服1～6克，米汤送下。

治疗头痒、脱发

芦荟、川楝子各3克，共研为末。吹入鼻内，每日数次。

芦荟炒芹菜

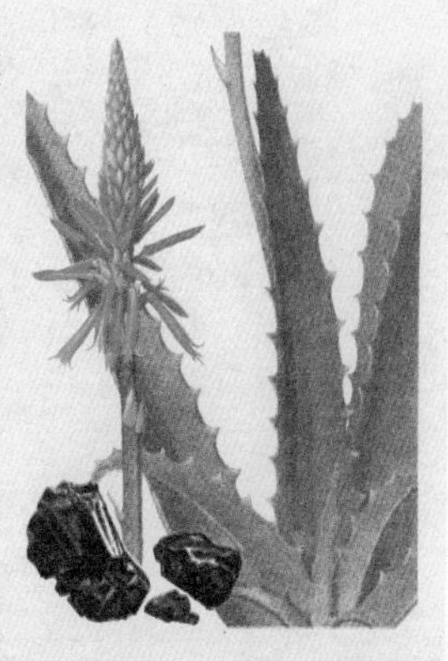

配方 鲜芦荟叶15克，芹菜300克，花生油10克，姜、葱各5克，盐3克，鸡精2克。

制作过程 ①将鲜芦荟叶片洗净，去皮，切成0.5厘米见方的小丁；芹菜洗净，去叶，切成3厘米长的段；葱洗净，切成细丝。②将炒锅置武火上烧热，加入花生油，烧至六成热时，放入姜、葱爆香，再放入芦荟、芹菜、盐，煸炒，熟后点鸡精即可。

功效 清热利湿，润肠通便。适用于习惯性便秘及热结便秘等症。

芒硝

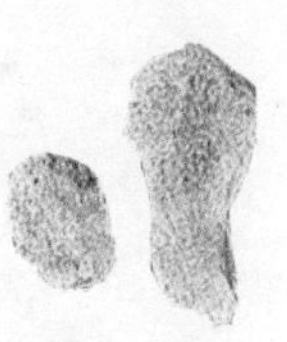

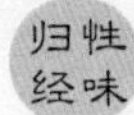

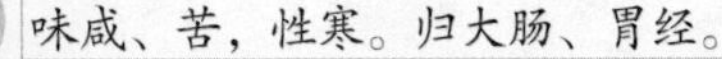

功效主治

本品泻下软坚，清热泻火。主要适用于如下病症：

❶里热燥结 ❷口舌生疮，咽喉肿痛，目赤肿痛，疮疡

用法用量

内服，6～12克，宜溶入药汁，或以水化服，不宜煎煮。外用适量。

注意事项

❶虚证及孕妇忌用。

❷不宜与三棱配伍。

疗疾验方

治疗早期肝硬化

芒硝30克，生牛肉150克。上药文火炖烂，饮汤食肉。每周1剂，连用4次。

【润下药】

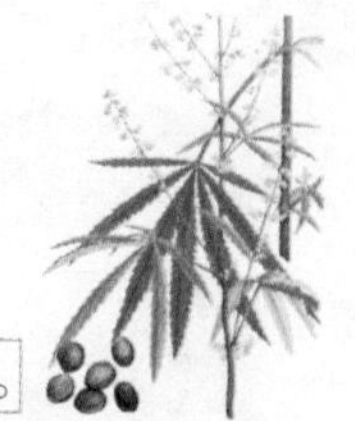

火麻仁

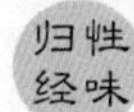

味甘，性平。归脾、胃、大肠经。

功效主治

本品润肠通便。主要适用于肠燥便秘。

用法用量

煎服，9～15克，临煎时打碎。入丸剂，其润肠之力较佳，每次3～6克。

注意事项

本品不宜长期、大量服用。据临床报道，一次内服60～120克，可致中毒，出现呕吐、腹泻、四肢麻木甚至昏睡等。

疗疾验方

治疗老人虚秘

火麻仁、柏子仁、松仁各等份，同研为末，加蜜、蜡做成丸，如梧桐子大。每服20～30丸，饭前服用。每日2次。

郁李仁

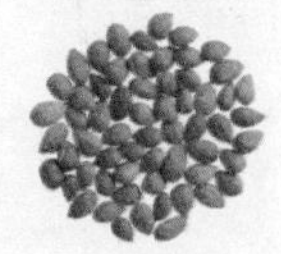

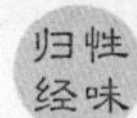

味辛、苦、甘，性平。归大肠、小肠经。

功效主治

本品润肠通便，利水消肿。主要适用于如下病症：

❶肠燥便秘　❷水肿、小便不利

用法用量

煎服，6~9克。

注意事项

孕妇慎用。

疗疾验方

治疗失眠

郁李仁10克，甜酒250毫升，白酒50~100毫升。将郁李仁研碎，入甜酒，文火煮沸，约15分钟后取下，盖焖10分钟。加入白酒（视病人酒量大小而定），白糖少许，搅匀，趁微温饮下。孕妇忌服。

治疗老年津枯便秘

火麻仁60克，郁李仁30克，大黄15克。上药共研细末，文火炼稠，和诸药，待冷却后搓成条状，如筷子般粗细，长约3厘米。用时取1粒塞肛门内，每日2次。

治疗小儿惊热痰实，二便不通

郁李仁（去皮，研为末）、大黄（酒浸后炒过）各3克，滑石末30克，一起捣和成丸，如黍米大。2岁小儿服3丸，其他儿童根据情况加减，开水送下。

郁李仁松仁粥

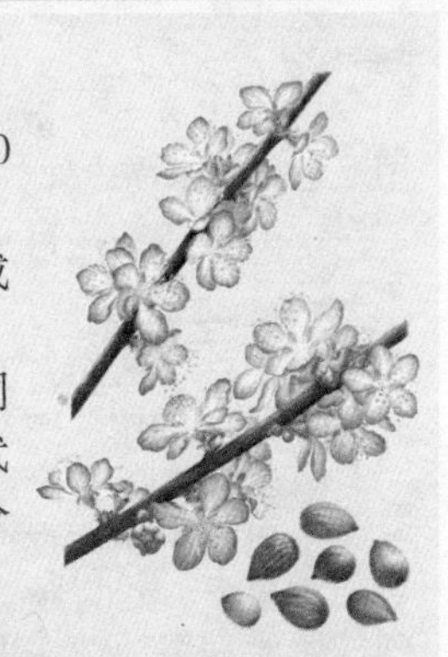

配方 郁李仁15克，松仁30克，粳米150克。

制作过程 ❶将郁李仁研成粉；粳米洗净；松仁洗净。❷将郁李仁、松仁、粳米同放锅内，加水500毫升，置武火上烧沸，再用文火煮35分钟即成。

功效 润肠通便，润肺滑肠。适用于便秘、风痹、头眩、燥咳、吐血等症。

【峻下逐水药】

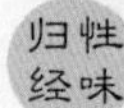

性味归经 味辛，性热，有大毒。归胃、大肠、肺经。

功效主治

本品峻下冷积，逐水退肿，祛痰利咽，蚀疮。主要适用于如下病症：

❶寒积便秘急症，食积不化 ❷腹水鼓胀 ❸痈肿成脓未溃及疥癣恶疮

用法用量

巴豆霜入丸、散，每次0.1～0.3克。生品外用，适量研末涂患处；或捣烂以纱布包擦患处。

注意事项

❶虚证、体弱及妇女妊娠、哺乳、月经期忌用。

❷不宜与牵牛子配伍。

❸巴豆中所含毒性成分，以巴豆油为最强，对胃肠道黏膜具有强烈的刺激、腐蚀性，可引起恶心、呕吐与腹痛，导致出血性胃肠炎。

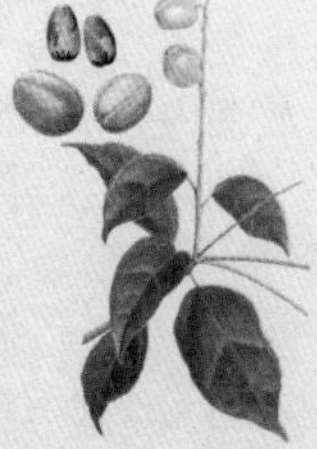

牵牛子

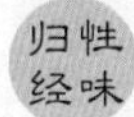

味苦，性寒，有毒。归肺、肾、大肠经。

功效主治

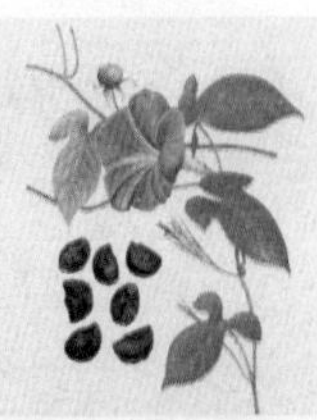

本品泻下，逐水，去积，杀虫。适用于如下病症：

❶水肿腹水，二便不利 ❷肠胃实热壅滞 ❸虫积腹痛

用法用量

煎服，3～6克；入丸、散，1.5～3克。炒用药性减缓。

注意事项

❶体弱者、老年人、孕妇均忌用。

❷不宜与巴豆配伍。

疗疾验方

治水肿

牵牛子末之，水服方寸匕，日一，以小便利为度。

甘遂

归经性味 味苦，性寒，有毒。入脾、肺、肾经。

功效主治

本品泄水逐饮，消肿散结。主要适用于如下病症：

❶水肿腹水，留饮胸痛等　❷湿热肿毒

用法用量

本品多入丸散，每用0.5～1.5克，不宜入煎剂。内服宜从小量开始，根据病情逐渐加量，研末装入胶囊吞服，否则易致恶心、呕吐。外用可研末调敷。

注意事项

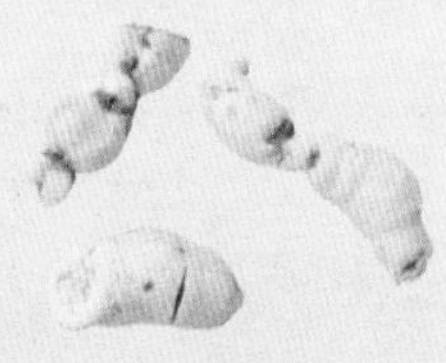

❶醋制或面裹煨，以减低毒性。

❷气虚、阴伤、脾胃衰弱者及孕妇忌服。

❸本品恶远志，反甘草。

第十八章 驱虫常用药

凡以驱除或杀灭人体寄生虫为主要作用的药物，称为『驱虫药』。

槟榔

归经性味 味苦、辛，性温。归胃、大肠经。

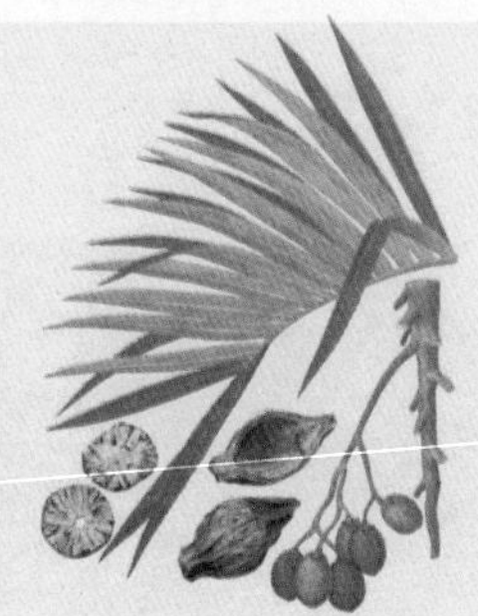

功效主治

本品驱虫消积，行气利水。主要适用于如下病症：

①绦虫、蛔虫、姜片虫、蛲虫等多种肠寄生虫病 ②食积气滞、腹胀便秘、下痢后重等 ③脚气肿痛、腹胀水肿等

用法用量

煎服，3~9克。单用驱杀绦虫、姜片虫时，可用至30~60克。

注意事项

①本品有缓泻之功，并易耗气，故脾虚便溏或气虚下陷者慎用。

②孕妇慎用。

疗疾验方

治疗肠寄生虫病

槟榔十多枚，研为末，先以水2.5升煮槟榔皮至1升，用此汤调末1匙，空腹服。一般一天内有虫排出，如未排尽，可再次服药。

治疗口吐酸水

槟榔120克、陈皮30克，共研为末。每服1匙，空腹以生蜜汤调下。

治疗心气痛

槟榔、高良姜各4.5克，陈米百粒，水煎服。

槟榔山楂鹌鹑煲

配方 槟榔20克，山楂20克，鹌鹑4只，棒子骨汤2500毫升，料酒10克，姜、葱、盐、胡椒粉、味精各适量。

制作过程 ❶将山楂洗净，切片；槟榔润透，切薄片；鹌鹑宰杀后，去毛桩、内脏及爪，切成4块；姜拍松，葱切段。❷将鹌鹑、山楂、槟榔、料酒、盐、味精、鸡精、胡椒粉、姜、葱、棒子骨汤放入煲内，盖上盖。❸将煲置炉上武火煮熟即成。

功效 消积，散瘀，行气。适用于食积不化、胸胁疼痛、痰饮、痢疾等症。

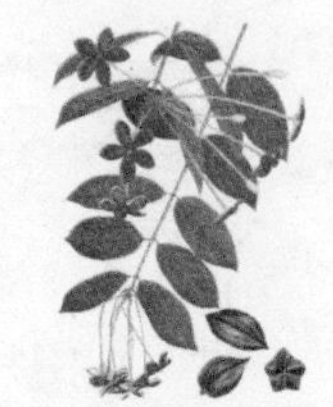

使君子

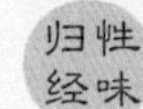

味甘，性温。归脾、胃经。

功效主治

本品驱虫消积。主要适用于如下病症：

❶蛔虫、蛲虫病　❷小儿疳积

用法用量

内服水煎，10～15克；炒香嚼服6～9克。小儿每岁1～1.5粒，总量不超过20粒。空腹服用，每日1次，连用3日。

注意事项

❶本品大量服用易引起呃逆、眩晕、呕吐等反应。

❷若与热茶同服，亦易引起呃逆，故服药期间当忌饮茶。

❸生食副作用大，炒熟后副作用小。

疗疾验方

治疗虫牙疼痛

单用使君子适量，煎汤频漱。

第十九章 芳香开窍常用药

凡能开窍醒神，以治疗闭证神昏为主要作用的药物，称为『芳香开窍药』。

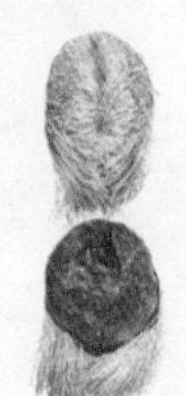

麝香

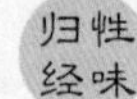

味辛，性温。归心、脾经。

功效主治

本品开窍醒神，活血通经，止痛，催产。主要适用于如下病症：

❶闭证神昏、中风痰厥、惊痫等 ❷瘀血阻滞 ❸胞衣不下或胎死腹中

用法用量

0.03～0.1克。本品所含芳香成分易于挥发，且加热易被破坏，故不入煎剂，多入丸、散剂。外用适量。

注意事项

本品有兴奋子宫作用，故孕妇忌用。

疗疾验方

治中风不醒

麝香10克。研末，入清油100克，和匀灌之。

石菖蒲

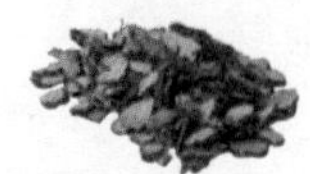

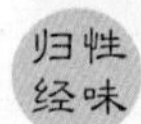

归性经味 味微辛，性温，无毒。入心、胃经。

功效主治

本品开窍豁痰，理气活血，散风去湿。主要适用于如下病症：

❶湿浊蒙闭清窍的神志不清癫狂、痴呆等
❷湿浊阻滞中焦，胸脘胀闷、胃呆食少等

用法用量

内服：煎汤，3～6克（鲜者9～24克）；或入丸、散。外用：煎水洗或研末调敷。

注意事项

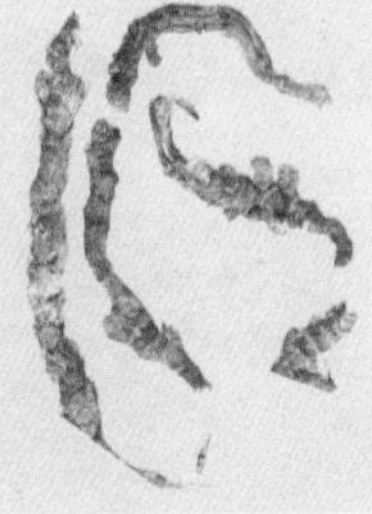

❶忌饴糖、羊肉，不宜与地胆、麻黄配伍。

❷不宜用铁器炮制，以免令人吐逆。

❸阴虚阳亢、烦躁汗多、咳嗽、吐血、精滑者慎服。